まとめて仕込んで
簡単に！

作りおき
シリーズ
食事療法

腎臓病 低たんぱく質の肉魚おかず

監修 女子栄養大学栄養クリニック
料理 みないきぬこ

JN091531

女子栄養大学出版部

目次

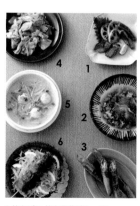

1 焼きザケ 焼き野菜添え p.89
2 豚せんべいのおくらなめこあん p.46
3 アジのスティック春巻き p.86
4 回鍋肉 p.55
5 サンラータン p.39
6 串カツ p.49

低たんぱく質、低塩の食事を実現するには

女子栄養大学栄養クリニック教授　蒲池桂子

この本の対象者について

この本は、腎臓病でCKDステージG2〜4、さらに医師から、たんぱく質は一日40gまたは体重×たんぱく質0.8g以下で、食塩摂取量は一日6g以下、と指導された人がおもな対象者です。たんぱく質と食塩を制限するのは、腎臓に負担をかけないためです。

腎臓病は、心筋梗塞や脳梗塞などの心脳血管病の原因となる動脈硬化症などが深く関与している場合があるといわれています。動脈硬化症には、抗酸化作用のある食べ物、野菜などの摂取が必要とされます。そのため、この本では、野菜やきのこ類、海藻類を一日350gとれるような料理や献立となっています。

しかし、腎臓病の場合、カリウム制限がある人もいます。その場合、野菜にはカリウムが多いため、野菜の摂取量や調理法のくふうが必要です。血中カリウムの検査値を確認しながら、食事からのカリウム摂取量を調整しましょう（6ページ参照）。

普段の食事から少しずつ
たんぱく質や食塩を減らしていく

「一日のたんぱく質量を40gに、塩分を6g以下に制限してください」と栄養指導されても、日ごろどのくらいたんぱく質や食塩をとっているか、把握している人はほとんどいないと思います。そのため、皆さん苦労されているようです。

最初から制限された数値を守るのは、至難の業です。がんばりすぎて食事作りがつらくなってきてしまっては元も子もありません。

そこで最初は、今までの食事から、たんぱく質をマイナス10g、食塩をマイナス3g、などと考えて、少しずつたんぱく質制限や減塩をはじめてはいかがでしょう。

4

一日にたんぱく質の摂取量を10g減らしただけで、腎臓への負担はだいぶ軽くなります。減塩も少しずつうす味にしていくことで、徐々にうす味になれて、最後には減塩が成功します。

少量のたんぱく質源の食材をまとめ作りしてじょうずに使いこなす

一日のたんぱく質の摂取量を40gにするとなると、1食（1献立）あたりのたんぱく質量は13〜14gとなります。この本では、主食のごはんを「たんぱく質調整ごはん1/25」（6ページ参照）と設定し、主菜に使うたんぱく質源（肉や魚）の1回分の分量を、たんぱく質6g程度となるように設定しました。これを4回分まとめて下ごしらえして、いろいろな料理にアレンジしていきます。

4回分まとめ作りすることで、料理のたびに食材を分量どおりそろえる手間やストレスが減りますし、たんぱく質量もコントロールしやすくなります。少しでも食事作りの負担を軽減できるよう、この本を活用してみてはいかがでしょうか。

エネルギーアップにおすすめのお菓子

たんぱく質量を制限すると一日の摂取エネルギー量が低くなりがちです。そういうときは、できるだけたんぱく質の低いお菓子をプラスするのもよい方法です。

エネルギーアップにおすすめの低たんぱく質のお菓子

	概量	重量	エネルギー	たんぱく質	炭水化物	カリウム	食塩相当量
		g	kcal	g	g	mg	g
白砂糖のかりんとう	10本	25	111	2.4	19.1	18	0
練りようかん	1切れ	60	178	2.2	42.0	14	0
ぎゅうひ	2個	30	77	0.4	18.8	0	0
ういろう	1切れ	40	73	0.4	17.6	7	0
くずきり	黒みつ含む	100	148	0.3	36.7	124	0
イーストドーナッツ	1個	60	232	4.3	26.3	66	0.5
アップルパイ	1個	100	304	4.0	32.7	62	0.7
リーフパイ	大1個	12	68	0.7	6.7	9	0
あめ玉	1個	3	12	0	2.9	0	0
ゼリー（オレンジ）	1個	100	89	2.1	19.8	180	0
りんごのコンポート	1/2個分	100	135	0.1	35.6	123	0

本書について

この本のおもな対象者

腎臓病でCKDステージG2〜4、さらに医師から、たんぱく質は一日40gまたは体重×0.8g以下、食塩摂取量は一日6g以下、と指導された人がおもな対象者です。

肉や魚の1回量をたんぱく質6g程度の量に設定

この本では、一日のたんぱく質摂取量を40gにするために、主食のごはんを「たんぱく質調整ごはん(1/25)」(下段参照)と設定し、主食に使うたんぱく質源(肉や魚)の1回分の分量を、たんぱく質6g程度となるように設定しました。それを4回分まとめ作りして(8ページ参照)、さまざまな料理に展開していきます。

まとめ作りの食材で作った料理1食分のたんぱく質量は、主菜は10g以下、主菜とともに副菜や汁物、主食を兼ねるものは14g以下となっています。

献立は、一日1600〜1800 kcal、たんぱく質40g、塩分相当量6g以下としています。

たんぱく質調整ごはん(1/25)

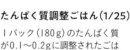

1パック(180g)のたんぱく質が0.1〜0.2gに調整されたごはん。そのほかにも、たんぱく質の含有量の違いでさまざまな商品が販売されている。

【お問い合わせ先】
(株)ヘルシーネットワーク　お客様相談窓口
(フリーダイヤル) 0120-680-357
(受付:月〜金9〜17時　土日・祝日・
年末年始は休業日)

カリウム制限がある人へ

○カリウム制限がある人は、124ページの栄養価一覧のカリウム値を参考に、献立を立ててください。あるいは、料理のカリウムを減らすくふうをしてください。

○カリウムを減らすくふう
- 野菜、きのこ類、芋類、海藻類などの分量を減らす。
- 生の場合、より細かく切って、水に10分以上さらす。
- より細かく切って、ゆでこぼす(ゆで汁はカリウムがとけ出しているので捨てる)。
- ゆでた後、水にさらす。

などのくふうをすれば、本書で表示したカリウム値よりもさらに減らすことができると考えられます。

○この本の栄養価計算では、調理法に応じて、食品成分表に「ゆで」「焼き」「蒸し」などのデータがあるものはその値を採用して算出しています。データがないものは「生」を用いて算出しています。カリウム等は減らしています。

○漬物（ザーサイやキムチなど）で水にさらしている工程があれば、『調理のためのベーシックデータ』（女子栄養大学出版部）を参考に、塩分とナトリウム値を算出しています。

＝＝＝ 料理レシピについて

・材料表はすべて1人分です。

・材料表の食品の重量は、特に記載のない場合は、正味重量です。正味重量とは、皮、へた、種、根、骨、内臓、筋などを除いた調理直前の重量のことです。

・1カップ＝200mL、大さじ1＝15mL、小さじ1＝5mLの計量カップ・スプーンを使っています。ミニスプーンは、容量1mLが計れる計量スプーンのことです。

・この本で使用した調味料やだしの計量カップ・スプーンの重量と食塩相当量は13ページを参照してください。

・電子レンジの加熱時間は600Wのものを使用した場合のものです。500Wのものを使う場合は表記の加熱時間の1.2割増にしてください。

・栄養価は、1人分のエネルギー量とたんぱく質量と食塩相当量を示しています。

・「日本食品標準成分表2015年版（七訂）」「同 追補2016年」「同 追補2017年」（文部科学省）の数値に基いて栄養価を算出しました。

❚ カツオこんぶだしのとり方 ❚
2kcal 塩分0.1g／100g

材料（でき上がり1.5カップ[300mL]分）

水（でき上がり重量の約30％増し）

................................2カップ

こんぶ（でき上がり重量の1％）

................................3g

削りガツオ（でき上がり重量の2％）

................................6g

作り方

1 こんぶは乾いたふきんで表面を軽くふき、なべに分量の水とともに入れ、10〜30分おく。

2 ふたをせずに弱火にかける。

3 沸騰してきたら削りガツオを散らしながら加えて静かに1分煮て、アクが浮いてきたらすくい除き、火を消して1分おく。

4 万能こし器などで濾す。

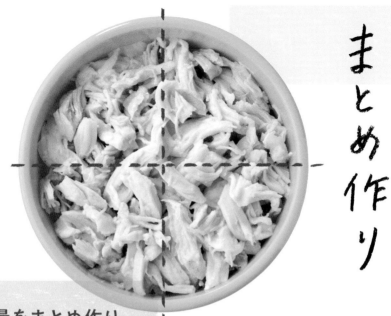

まとめ作り

4回量をまとめ作り

●主菜に使うたんぱく質源（肉や魚）の1回分の分量を「たんぱく質6g
程度」になるように設定しました。それを4回分まとめ作りします。
●料理をするときは、まとめ作りしたうちの1/4量を使います。
●まとめ作りの段階では、ほとんど味（塩味）はつけません。

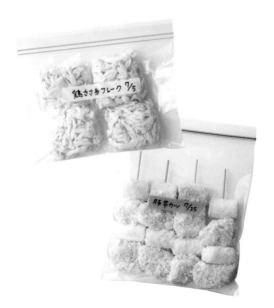

保存方法

●1/4量がわかりやすく、すぐ
使えるように、食材を等分（8
等分、12等分など）に切ったり、
できあがったものを1/4量ずつ
ラップなどに包んだりして保存
します。
●保存袋や保存容器には作った
日にちや保存可能な最終日を書
いて、食べ忘れないようにしま
しょう。食べきれないようなら、
冷凍可能なものは冷凍庫で保存
しましょう。

まとめ作りでいいことずくめ！

● まとめ作りで調理の手間が軽減される。

● 少量を扱うより4回分を作る方が作りやすい。

● 1回分が1/4量で、わかりやすく、使いやすい。

● 毎回、肉や魚を計量しなくてもよい。

● 毎回、肉や魚を切らなくてよい。

● 包丁やまな板を使わないので衛生的。

● たんぱく質のコントロールがしやすい。

● 下処理してあるので、調理が楽。

● 加熱してあるものは、調理時間がかからない。

● いろいろな料理にアレンジできる。

● まとめ作りの段階ではほとんど味はつけず、アレンジ料理の調理のときに味つけするので、うす味でもしっかり味に感じる。

肉や魚以外で、よく使う食品について、たんぱく質をはじめ、エネルギー、カリウム、食塩相当量をまとめました。これを参考にしてたんぱく質量の調整をしましょう。

食品のたんぱく質一覧

食品名	目安量	重量	エネルギー	たんぱく質	カリウム	食塩相当量
		g	kcal	g	mg	g
穀物						
薄力小麦粉	小さじ1	3	11	0.2	3	0
食パン	6枚切り1枚	60	156	5.4	53	0.7
フランスパン	約8cm分	60	167	5.6	66	1.0
ロールパン	2個	60	190	6.1	66	0.7
クロワッサン	1個	40	179	3.2	36	0.5
うどん(ゆで)	1袋	200	210	5.2	18	0.6
そうめん・ひやむぎ(ゆで)	1束(乾50g)分	135	171	4.7	7	0.3
中華めん(ゆで)	1玉分	210	313	10.3	126	0.4
蒸し中華めん	1袋	150	297	8.0	129	0.6
マカロニ・スパゲッティ(乾)		100	379	12.2	200	0
精白米ごはん	茶わん1杯	150	252	3.8	44	0
そば(ゆで)	1袋	200	264	9.6	68	0
芋						
さつま芋(蒸し)		100	140	0.9	390	0.1
里芋(水煮)		100	59	1.5	560	0
じゃが芋(水煮)		100	73	1.5	340	0
長芋		100	65	2.2	430	0
豆類						
ゆで小豆(缶詰め)		30	65	1.3	48	0.1
きな粉	大さじ1	5	23	1.8	100	0
もめん豆腐	1/3丁	100	72	6.6	140	0.1
絹ごし豆腐	1/3丁	100	56	4.9	150	0
生揚げ	1/2枚	50	75	5.4	60	0
油揚げ(手揚げ風)	1/2枚	20	82	4.7	17	0
がんもどき	1個	20	46	3.1	16	0.1
凍り豆腐(乾)	1枚	17	91	8.6	6	0.2
糸引き納豆	1パック	40	80	6.6	264	0
豆乳		100	46	3.6	190	0
野菜						
グリーンアスパラガス	2本	30	7	0.8	81	0
さやいんげん	3本	20	5	0.4	52	0
えだまめ(ゆで)	10さや分	15	20	1.7	74	0
オクラ	2本	20	6	0.4	52	0
かぶ	1個	70	15	0.4	175	0
西洋かぼちゃ		40	36	0.8	180	0
カリフラワー	1/6個	50	14	1.5	205	0
キャベツ	小1枚	50	12	0.7	100	0
キャベツ(ゆで)		50	10	0.5	46	0
きゅうり	1/2本	50	7	0.5	100	0
ごぼう	10cm	22	14	0.4	70	0
春菊	1/4束	50	11	1.2	230	0.1
大根	2.5cm分	100	18	0.4	230	0
竹の子(ゆで)		50	15	1.8	235	0
玉ねぎ	1/4個分	50	19	0.5	75	0
スイートコーン(缶詰め・粒)	大さじ1	12	10	0.3	16	0.1
トマト	1/2個分	100	19	0.7	210	0
ミニトマト	5個	50	15	0.6	145	0
トマト(缶詰め)	1/4カップ	50	10	0.5	120	0
なす	1本	70	15	0.7	154	0
にんじん	1/4本分	30	11	0.2	81	0
根深ねぎ	10cm	10	3	0.1	20	0
白菜	中1枚	100	14	0.8	220	0
ピーマン	1個	25	6	0.2	48	0
赤パプリカ	1/4個分	40	12	0.4	84	0
黄パプリカ	1/4個分	40	11	0.3	80	0
ブロッコリー(ゆで)		40	11	1.4	72	0

食品名	目安量	重量	エネルギー	たんぱく質	カリウム	食塩相当量
		g	kcal	g	mg	g
ほうれん草(ゆで)		50	13	1.3	245	0
もやし(緑豆)	1/4袋	50	7	0.9	35	0
レタス	大1枚	40	5	0.2	80	0
サラダ菜	3枚	24	3	0.2	98	0
サニーレタス	1枚	30	5	0.4	123	0
れんこん(ゆで)		40	26	0.5	96	0
きのこ類						
えのきたけ	1/4袋	20	4	0.5	68	0
生しいたけ	1個	15	3	0.5	42	0
しめじ	1/4袋	20	4	0.5	76	0
なめこ	1/4袋	25	4	0.4	58	0
エリンギ	1本	35	7	1.0	119	0
まいたけ	1/4パック	20	3	0.4	46	0
マッシュルーム(生)	1個	8	1	0.2	28	0
マッシュルーム(水煮缶詰め)	スライス5切れ	10	1	0.3	9	0.1
魚介類						
アサリ	10個(殻つき80g)	15	5	0.9	21	0.3
アサリ(水煮缶詰め)		15	17	3.0	1	0.2
カキ	1個(むき身)	15	11	1.0	29	0.2
ハマグリ	3個(殻つき75g)	30	12	1.8	48	0.6
ホタテガイ	1個(むき身)	100	72	13.5	310	0.8
ホタテ貝柱	1個	30	26	5.1	114	0.1
バナメイエビ	1尾	13	12	2.5	35	0
ズワイガニ(ゆで)	足1本(殻つき40g)	20	14	3.0	48	0.1
ズワイガニ(水煮缶詰め)		20	15	3.3	4	0.3
スルメイカ		20	17	3.6	60	0.1
タコ(ゆで)		20	20	4.3	48	0.1
魚介類加工品						
シラス干し	大さじ1	6	7	1.4	13	0.2
サクラエビ	大さじ1	2	6	1.3	24	0.1
ウナギ(かば焼き)	1串	100	293	23.0	300	1.3
サバ(水煮缶詰め)	1/4缶	45	86	9.4	117	0.4
ツナ(水煮缶詰め)	1/2缶	35	25	5.6	81	0.2
ツナ(油漬け缶詰め)	1/2缶	35	93	6.2	81	0.3
カニ風味かまぼこ	1本	10	9	1.2	8	0.2
蒸しかまぼこ	1切れ	8	8	1.0	9	0.2
焼きちくわ	小1本	30	36	3.7	29	0.6
はんぺん	1枚	100	94	9.9	160	1.5
さつま揚げ	小判型1枚	30	42	3.8	18	0.6
肉類加工品						
ロースハム	1枚	10	20	1.7	26	0.3
ベーコン	1枚	17	69	2.2	36	0.3
ウインナソーセージ	1本	20	64	2.6	36	0.4
ゼラチン(豚)		5	17	4.4	0	0
卵						
ピータン	1個	50	107	6.9	33	1.0
うずら卵	1個	10	18	1.3	15	0
卵	1個	55	83	6.8	72	0.2
牛乳・乳製品						
普通牛乳	コップ1杯	150	101	5.0	225	0.2
プレーンヨーグルト	1/2カップ	100	62	3.6	170	0.1
加糖ヨーグルト	1/2カップ	100	67	4.3	150	0.2
カテージチーズ		20	21	2.7	10	0.2
クリームチーズ		20	69	1.6	14	0.1
パルメザンチーズ(粉チーズ)	大さじ1	6	29	2.6	7	0.2
プロセスチーズ		20	68	4.5	12	0.6
種実類						
くるみ(いり)	1粒	6	40	0.9	32	0
ごま(いり)	大さじ1	6	36	1.2	25	0
アーモンド(乾)	5粒	6	35	1.2	46	0
ピーナッツ(いり)	10粒	10	59	2.7	77	0

減塩のポイント

1. 調味料や食材をきちんと計る

減塩料理の基本は、レシピの分量通りに調味料や食材を計ることです。食材の量に合わせて調味料を決めていますので、特に調味料は分量どおりに計って使いましょう。また、調味料の塩分を知っておきましょう（13ページ参照）。

2. 急な減塩はせずに、少しずつ減塩する

まずは、汁物を一日1食にするなど実現しやすいことからはじめてみましょう。料理の味つけは、少しずつ調味料を減らして味に慣れながら減塩していくと成功しやすくなります。

3. うま味のあるだしを利用する

だしにはうま味があるので調味料が少なくてもおいしく仕上がります。できるだけ手作りしましょう（7ページ参照）。顆粒だしやスープのもとを使う場合は、商品の栄養表示の食塩相当量を確認して、使う量や調味料の量を加減しましょう。

4. 刺激の強いもの、辛味や酸味や香りを利用する

これらを料理に使うとうす味を補ってくれます。青じそやゆずなどは季節感も出ますので、くふうして使いましょう。

5. 料理にかけたりつけたりする調味料は、うすめて使う

しょうゆやソース、ケチャップなどは、だしやレモンの搾り汁、酢などを加えてうすめて使うことで減塩になります。

6. 料理に焼き色をつけて香ばしさをプラスする

焼いたりソテーしたりする料理では、焼き色をつけると香ばしさが増し、うす味にしてもおいしく食べることができます。

7. 新鮮なもの、旬の食材を使う

新鮮なものや旬の野菜や魚などの食材は、アクや臭みがなく、食材の味わいが濃いので、うす味でもおいしく食べられます。

8. 料理ごとの味の濃さ、味の種類にメリハリをつける

料理ごとに味の濃さに変化をつけたり、酸味や辛味などで味のアクセントをつけたりして献立内の味に変化をつけましょう。

9. 野菜のうま味、スパイス、酒類を使う

野菜、特にトマトやにんにく、玉ねぎなどにはうまみ成分であるグルタミン酸が多く含まれています。これらをスープや煮込み料理など料理に生かして減塩しましょう。そのほかの香味野菜やスパイス類なども同様に料理にとり入れてみましょう。また日本酒やワインなどを料理に加えるとうま味が増します。

10. 食卓に調味料を置かない

調味料は決められた分量だけを計り、小皿にとったり盛りつけるときにかけたりして、使いすぎないようにします。

この本で使用した調味料の計量スプーンの重量と食塩相当量一覧（ｇ）2017年1月改訂

ウスターソース

大さじ1→18g
食塩相当量→1.5g

小さじ1→6g
食塩相当量→0.5g

みそ
（淡色辛みそ）

大さじ1→18g
食塩相当量→2.2g

小さじ1→6g
食塩相当量→0.7g

しょうゆ
（濃い口しょうゆ）

大さじ1→18g
食塩相当量→2.6g

小さじ1→6g
食塩相当量→0.9g

食塩・精製塩※

大さじ1→18g　ミニスプーン→1.2g
食塩相当量→18g　食塩相当量→1.2g

小さじ1→6g
食塩相当量→6g

マヨネーズ

大さじ1→12g
食塩相当量→0.3g

小さじ1→4g
食塩相当量→0.1g

ポン酢しょうゆ

大さじ1→18g
食塩相当量→1.4g

小さじ1→6g
食塩相当量→0.5g

トマトケチャップ

大さじ1→18g
食塩相当量→0.6g

小さじ1→6g
食塩相当量→0.2g

中濃ソース

大さじ1→21g
食塩相当量→1.2g

小さじ1→7g
食塩相当量→0.4g

だし（手作りの
カツオこんぶだし）

1カップ（200mL）
食塩相当量→0.2g

豆板醤

大さじ1→21g
食塩相当量→3.7g

小さじ1→7g
食塩相当量→1.2g

ナンプラー

大さじ1→18g
食塩相当量→4.1g

小さじ1→6g
食塩相当量→1.4g

オイスターソース

大さじ1→18g
食塩相当量→2.1g

小さじ1→6g
食塩相当量→0.7g

バター
（食塩不使用）

大さじ1→12g
食塩相当量→0g

小さじ1→4g
食塩相当量→0g

スープのもと

大さじ1→9g
食塩相当量→3.9g

小さじ1→3g
食塩相当量→1.3g

鶏がらスープのもと

大さじ1→9g
食塩相当量→4.3g

小さじ1→3g
食塩相当量→1.4g

そのほかの塩と減塩調味料

減塩みそ

大さじ1→18g
食塩相当量→1.9g

小さじ1→6g
食塩相当量→0.6g

減塩しょうゆ

大さじ1→18g
食塩相当量→1.5g

小さじ1→6g
食塩相当量→0.5g

あら塩（並塩）※

大さじ1→15g　ミニスプーン→1.0g
食塩相当量→15g　食塩相当量→1.0g

小さじ1→5g
食塩相当量→5g

調味料の塩分を知る

減塩を実現させるには、調味料の塩分（食塩相当量）を知ることがたいせつです。この本で使用した調味料の計量スプーンの重量と食塩相当量を紹介します。

※食塩・精製塩は「さらさら」とした粒の細かい塩。あら塩（並塩）は粒があらい塩。天然塩と呼ばれているものもある。普段使っている塩を計ってどちらの塩か確認してください。

ミニスプーンお問い合わせ先／女子栄養大学代理部 ☎03-3949-9371

肉のまとめ作りとおかず

4回量をまとめ作りしておきます。
1回の料理に
1/4量ずつ使います。
すべて冷凍保存可能です。
まとめ作りしておくことで、
料理を作るときに、
時短になったり、
手間が省けたり、
計量が不要だったりと、
いいことずくめ。
また、少量の肉をできるだけ
ボリューム感のある料理にする
くふうをしています。
さらに減塩のくふうなども
盛り込んでいます。
いろいろとアレンジができるので、
さまざまな料理を
楽しんでください。

肉の栄養データ一覧

肉類の1回量の目安は、たんぱく質6g程度含む重量とし、5g単位でまとめました。エネルギーが高いものは、脂質が多く、たんぱく質が低い傾向があります。その分、1回に食べられる量が多くなり、エネルギーも多くとれます。脂質が多い部位や皮つきなどを選ぶことをおすすめします。

▼26ページ
まとめ作り
鶏手羽中のサワー煮

鶏手羽中（骨つき）

1回量あたりの目安50g（正味重量33g）	100gあたり	
エネルギー 75kcal	エネルギー	226kcal
たんぱく質 5.7g	たんぱく質	17.4g
	食塩相当量	0.2g

▼16ページ
まとめ作り
鶏もも肉のしょうが漬け

鶏もも肉（皮つき）

1回量あたりの目安35g	100gあたり	
エネルギー 71kcal	エネルギー	204kcal
たんぱく質 5.8g	たんぱく質	16.6g
	食塩相当量	0.2g

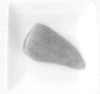

▼32ページ
まとめ作り
鶏ささ身フレーク

鶏ささ身

1回量あたりの目安25g	100gあたり	
エネルギー 26kcal	エネルギー	105kcal
たんぱく質 5.8g	たんぱく質	23.0g
	食塩相当量	0.1g

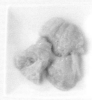

▼22ページ
まとめ作り
鶏胸肉のつるんと煮

鶏胸肉（皮つき）

1回量あたりの目安30g	100gあたり	
エネルギー 44kcal	エネルギー	145kcal
たんぱく質 6.4g	たんぱく質	21.3g
	食塩相当量	0.1g

豚肩ロース肉（こま切れ）

1回量あたりの目安35g

- エネルギー 89kcal
- たんぱく質 6.0g

100gあたり
- エネルギー 253kcal
- たんぱく質 17.1g
- 食塩相当量 0.1g

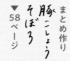
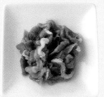

まとめ作り 豚こしょうそぼろ ▼58ページ

鶏ひき肉

1回量あたりの目安35g

- エネルギー 65kcal
- たんぱく質 6.1g

100gあたり
- エネルギー 186kcal
- たんぱく質 17.5g
- 食塩相当量 0.1g

まとめ作り ふわふわ鶏団子 ▼38ページ

豚ひき肉

1回量あたりの目安35g

- エネルギー 83kcal
- たんぱく質 6.2g

100gあたり
- エネルギー 236kcal
- たんぱく質 17.7g
- 食塩相当量 0.1g

まとめ作り 豚ひき肉だね ▼62ページ

豚もも肉

1回量あたりの目安30g

- エネルギー 55kcal
- たんぱく質 6.2g

100gあたり
- エネルギー 183kcal
- たんぱく質 20.5g
- 食塩相当量 0.1g

まとめ作り カリカリ豚せんべい ▼42ページ

牛肩ロース肉（こま切れ）

1回量あたりの目安40g

- エネルギー 127kcal
- たんぱく質 6.5g

100gあたり
- エネルギー 318kcal
- たんぱく質 16.2g
- 食塩相当量 0.1g

まとめ作り 牛肉の野菜マリネ ▼68ページ

豚ロース肉（豚カツ用）

1回量あたりの目安30g

- エネルギー 79kcal
- たんぱく質 5.8g

100gあたり
- エネルギー 263kcal
- たんぱく質 19.3g
- 食塩相当量 0.1g

まとめ作り 串カツ ▼48ページ

牛豚ひき肉（牛7対豚3）

1回量あたりの目安35g

- エネルギー 91kcal
- たんぱく質 6.0g

100gあたり
- エネルギー 261kcal
- たんぱく質 17.3g
- 食塩相当量 0.2g

まとめ作り ミートソース ▼74ページ

豚バラ肉

1回量あたりの目安40g

- エネルギー 158kcal
- たんぱく質 5.8g

100gあたり
- エネルギー 395kcal
- たんぱく質 14.4g
- 食塩相当量 0.1g

まとめ作り ゆで豚しょうが風味 ▼54ページ

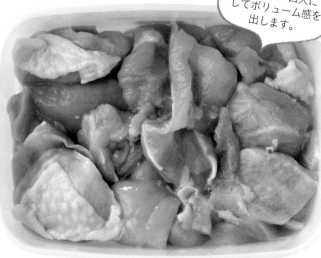

小さめの一口大にしてボリューム感を出します。

【 まとめ作り 】

鶏もも肉のしょうが漬け

酒としょうがの搾り汁をからめておくだけ。肉の臭みをとり、肉がやわらかくなる特典つき。

冷蔵保存：3日

冷凍保存可

3切れずつ重ならないようにラップに包んで密閉袋に平らに並べる。

保存方法

1切れずつとり出しやすいように保存容器に入れる。

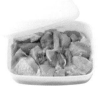

材料
（4回分：鶏もも肉1回分35g）

鶏もも肉（皮つき）……1/2枚（140g）

a ┌ 酒………………………小さじ1
　└ しょうがの搾り汁………小さじ1

作り方

1 鶏もも肉は12等分に切り分ける。

2 aをからめて保存容器に入れる。

鶏もも肉（皮つき）1回量の目安

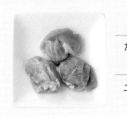

35g

たんぱく質
5.8g

エネルギー
71kcal

全量（約150g）▶292kcal	たんぱく質 23.3g	食塩相当量 0.3g
1/4量（3切れ）▶73kcal	たんぱく質 5.8g	食塩相当量 0.1g

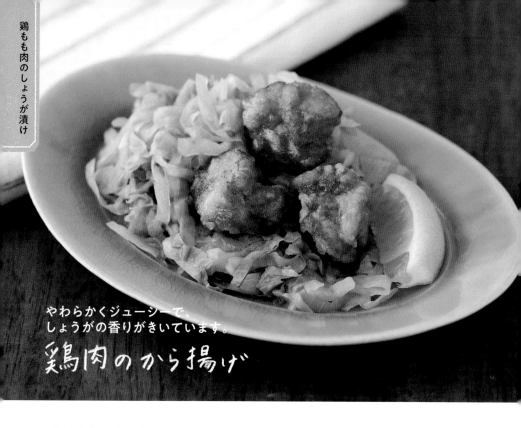

鶏もも肉のしょうが漬け

やわらかくジューシーで、
しょうがの香りがきいています。

鶏肉のから揚げ

材料（1人分）

鶏もも肉のしょうが漬け……1/4量
しょうゆ……………………小さじ1/2
小麦粉………………………小さじ1/2
かたくり粉…………………小さじ1/2
揚げ油………………………………適量
レタス…………………… 3枚（180g）
ポン酢しょうゆ（市販品）
……………………………小さじ1/2
レモン（くし形切り）……………1切れ

作り方

1 鶏もも肉のしょうが漬けにしょうゆをもみ込み、5分ほどおく。小麦粉とかたくり粉を加えてもみ込む。

2 小さめのフライパンに揚げ油を深さ1cmほど入れて熱し、**1**の鶏肉を両面カリッとするまでときどき転がしながら1〜2分ほど揚げる。

3 レタスは細切りにする。なべに湯を沸かし、サラダ油小さじ1（分量外）を入れてさっとゆでてざるにあげて湯をきる。あら熱がとれたら水けを絞り、ポン酢しょうゆであえる。

4 器に**3**のレタスを盛り、**2**のから揚げをのせ、レモンを添える。

1人分	たんぱく質	食塩相当量
122kcal	7.4g	0.8g

材料（1人分）

鶏もも肉のしょうが漬け ……… **1/4量**
- 白菜 ……………………… 2枚（200g）
- 長ねぎ …………………… 1/3本（30g）
- しいたけ ………………… 2個（30g）

a
- ┌ サラダ油 ………………… 大さじ1
- │ 塩 …………………… ミニスプーン1
- └ かたくり粉 ……………… 小さじ1
- 酒 ………………………… 大さじ1

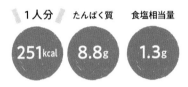

1人分	たんぱく質	食塩相当量
251kcal	8.8g	1.3g

作り方

1 白菜は一口大に切る。長ねぎは斜め薄切りにする。しいたけは石づきを除き、傘と軸に切り分け、傘は薄切りにし、軸は裂いてほぐす。これらをボールに入れ、**a** をまぶす。

2 フライパンに **1** を敷き詰め、**鶏もも肉のしょうが漬け**をのせて酒をまわし入れ、強火にかける。ふつふつしてきたらふたをして弱めの中火で7分ほど蒸し煮にする。

材料（1人分）

鶏もも肉のしょうが漬け ………… **1/4量**

ごまみそ
- ┌ みそ ……………………… 小さじ1/2
- │ みりん …………………… 小さじ1/2
- └ すり白ごま ……………… 小さじ1
- ┌ 黄パプリカ …………… 1/4個（40g）
- │ ししとうがらし ………… 2本（10g）
- └ サラダ油 ………………… 小さじ1

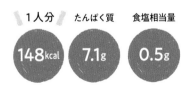

1人分	たんぱく質	食塩相当量
148kcal	7.1g	0.5g

作り方

1 ごまみその材料を混ぜ合わせ、**鶏もも肉のしょうが漬け**にからめる。

2 パプリカは乱切りにし、ししとうは切り込みを入れる。合わせてサラダ油をからめる。

3 耐熱容器に **1** と **2** を入れてトースターで10分ほど焼いて火を通す。途中焦げそうならアルミ箔（はく）をかぶせる。

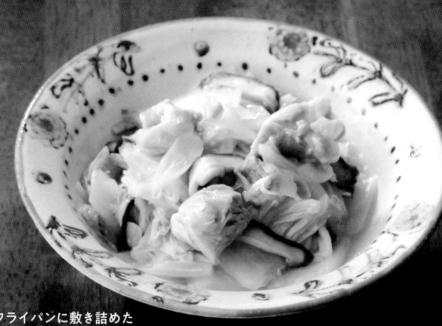

フライパンに敷き詰めた
野菜の上にのせて蒸し煮にするだけ。

鶏肉と白菜の蒸し煮

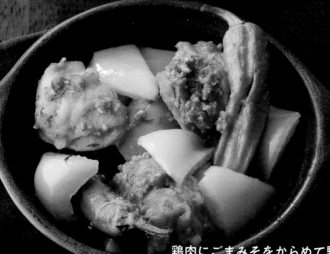

鶏肉にごまみそをからめて野菜と
いっしょにトースターで焼きます。

鶏肉のごまみそ焼き

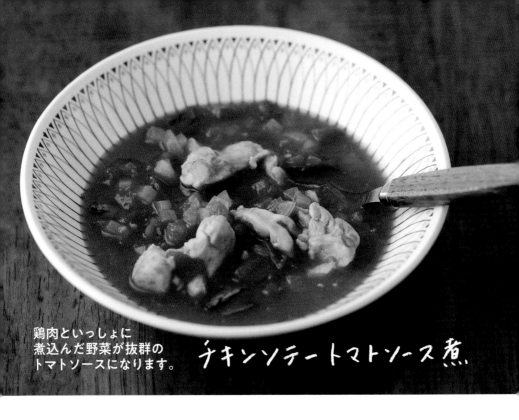

鶏肉といっしょに
煮込んだ野菜が抜群の
トマトソースになります。

チキンソテートマトソース煮

材料（1人分）

鶏もも肉のしょうが漬け ……… **1/4量**
玉ねぎ ………………………… 1/4個（50g）
トマト ………………………… 小1個（120g）
┌ にんにく（薄切り） ……… 2〜3枚
└ オリーブ油 ………………… 小さじ1
┌ 酒 …………………………… 大さじ1/2
│ 水 …………………………… 大さじ1/2
│ トマトケチャップ ………… 大さじ1/2
a はちみつ …………………… 小さじ1/2
│ 塩 ………………… ミニスプーン1/2
└ こしょう …………………… 少量
バジルの葉（あれば） ……… 2〜3枚

1人分	たんぱく質	食塩相当量
183kcal	7.5g	1.0g

作り方

1 玉ねぎはあらいみじん切りにする。トマトは1cm角に切る。**a**を混ぜ合わせる。

2 フライパンにオリーブ油とにんにくを入れて中火にかけ、香りが立ったら1の玉ねぎと**鶏もも肉のしょうが漬け**を加えていためる。

3 玉ねぎがしんなりとなったら1のトマトを加えていため、**a**を加える。ふたをずらしてのせ、弱めの中火で5分ほど煮る。バジルをちぎって加え、火を消す。

シンプルな味つけで鶏肉のしょうがの香りが引き立ちます。

鶏肉とキャベツのいため物

材料（1人分）

鶏もも肉のしょうが漬け	1/4量
キャベツ	2枚（120g）
ピーマン	1個（20g）
┌ 塩	ミニスプーン1
└ こしょう	少量
サラダ油	小さじ1

1人分	たんぱく質	食塩相当量
142kcal	7.5g	1.3g

作り方

1 鶏もも肉のしょうが漬けは半分ずつに切る。キャベツは6〜7cm長さ1cm幅に切る。ピーマンはへたと種を除いて横にせん切りにする。

2 フライパンにサラダ油を入れて中火で熱し、1の鶏肉を両面2〜3分ずつ焼く。

3 1のキャベツとピーマンを順に加えていためる。

4 塩とこしょうをふっていため、水大さじ1〜2をまわし入れる。全体がなじんだら火を消す。

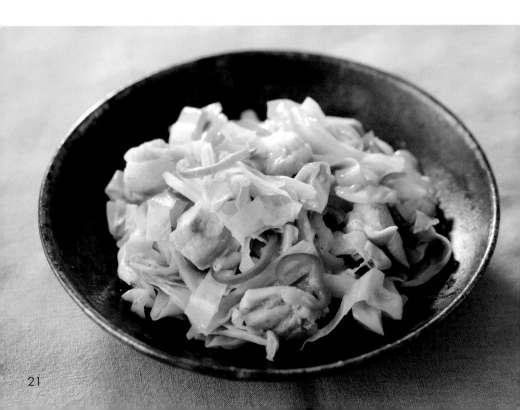

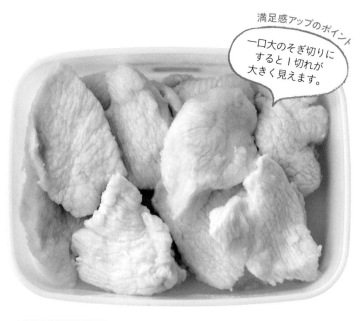

満足感アップのポイント

一口大のそぎ切りにすると１切れが大きく見えます。

鶏胸肉のつるんと煮

パサつきがちな鶏胸肉をかたくり粉をまぶしてゆでて、のどごしよくやわらかくします。

冷蔵保存：3日

冷凍保存可

3切れずつ重ならないようにラップに包んで密閉袋に平らに並べる。

保存方法

くっつきやすいので、保存容器に並べるように入れる。

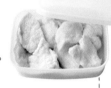

材料
（4回分：鶏胸肉1回分30g）

鶏胸肉（皮つき）
　　　……………1/2枚（120g）

a ┌ 酒……………小さじ1
　　└ しょうがの搾り汁
　　　　　　　……小さじ1/2

かたくり粉………大さじ1/2

サラダ油…………小さじ1

作り方

1 鶏胸肉は12等分のそぎ切りにする。**a**をもみ込んで10分ほどおく。

2 なべに湯を沸かし、**1**の鶏胸肉にかたくり粉をまぶし、さっとゆでてざるにあげる。

3 くっつかないようにサラダ油をからめる。

全量（約150g）▶ **232kcal**　たんぱく質 **25.6g**　食塩相当量 **0.1g**

1/4量（3切れ）▶ **58kcal**　たんぱく質 **6.4g**　食塩相当量 **0g**

鶏胸肉（皮つき）
1回量の目安

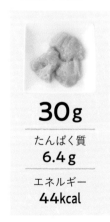

30g

たんぱく質
6.4g

エネルギー
44kcal

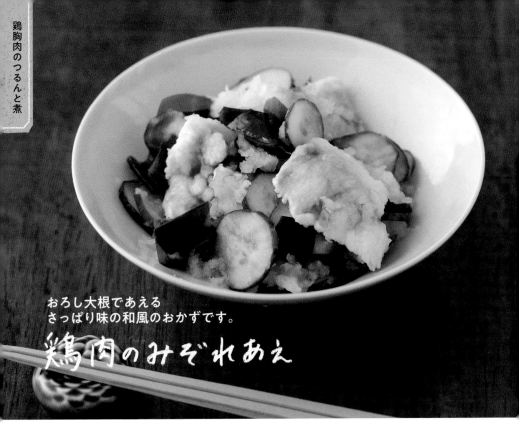

鶏胸肉のつるんと煮

おろし大根であえる
さっぱり味の和風のおかずです。

鶏肉のみぞれあえ

材料（1人分）

鶏胸肉のつるんと煮────────**1/4量**
おろし大根────────────50g
［ きゅうり──────────1/2本（50g）
└ 砂糖──────────ミニスプーン1※
わかめ（もどしたもの）──────10g
ポン酢しょうゆ（市販品）───大さじ1/2

※塩のかわりに砂糖を使って脱水します。減塩
テクニックの一つです。

作り方

1 きゅうりは小口切りにし、砂糖をまぶして5分ほどおき、汁けを絞る。わかめは一口大に切り、さっと湯通しする。

2 ボールに**鶏胸肉のつるんと煮**、**1**のきゅうりとわかめ、おろし大根を入れて軽く混ぜる。

3 器に盛り、ポン酢しょうゆをかける。

1人分	たんぱく質	食塩相当量
86kcal	7.7g	0.9g

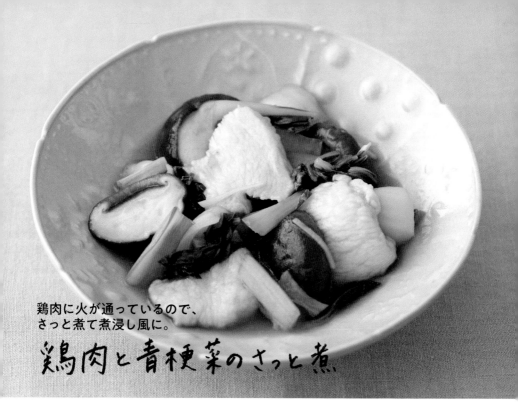

鶏肉に火が通っているので、
さっと煮て煮浸し風に。

鶏肉と青梗菜のさっと煮

材料（1人分）

鶏胸肉のつるんと煮	**1/4量**
青梗菜	1株（80g）
しいたけ	小2枚（30g）
a しょうが（せん切り）	2〜3g
だし	1/4カップ
しょうゆ	小さじ1
みりん	小さじ1
砂糖	小さじ1/2
ごま油	小さじ1

作り方

1 青梗菜は軸と葉に分けて一口大に切る。しいたけは傘と軸に切り分け、傘は斜め半分に切り、軸は裂く。

2 なべに湯を沸かし、1の青梗菜としいたけをさっとゆでてざるにゆで湯ごとあげる。

3 からになった2のなべにaを入れて中火にかけ、煮立ったら**鶏胸肉のつるんと煮**と2の青梗菜としいたけを入れてひと煮立ちさせ、火を消す。

1人分	たんぱく質	食塩相当量
129kcal	8.4g	1.0g

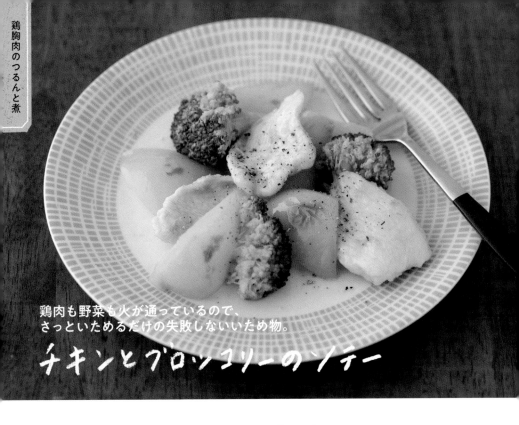

鶏肉も野菜も火が通っているので、
さっといためるだけの失敗しないいため物。

チキンとブロッコリーのソテー

材料（1人分）

鶏胸肉のつるんと煮	**1/4量**
ブロッコリー	30g
黄パプリカ	1/4個（40g）
バター（食塩不使用）	小さじ1（4g）
にんにく（すりおろし）	小さじ1/4
a 酒	大さじ1
塩	ミニスプーン1
あらびき黒こしょう	少量

作り方

1 ブロッコリーは小房に分ける。黄パプリカは乱切りにする。

2 なべに湯を沸かし、1のブロッコリーとパプリカをゆでてざるにあげる。

3 フライパンにバターとにんにくを入れて中火にかけ、香りが立ったら**鶏胸肉のつるんと煮**と2のブロッコリーとパプリカを加えていためる。

4 全体がなじんだらaを酒、塩の順に加えて調味し、火を消す。

5 器に盛ってこしょうをふる。

1人分	たんぱく質	食塩相当量
119kcal	8.2g	1.2g

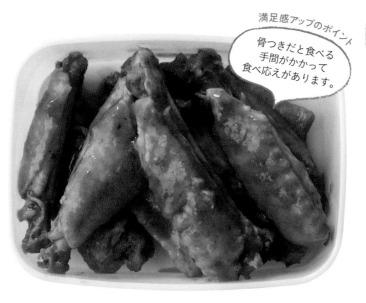

満足感アップのポイント

骨つきだと食べる手間がかかって食べ応えがあります。

鶏手羽中のサワー煮

酸味のきいたトマトベースの調味料で煮ておきます。

冷蔵保存：3～4日

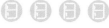

冷凍保存可

密閉袋にできるだけ重ならないように平らに並べて入れる。

保存方法

１本ずつとり出しやすいように保存容器に入れる。

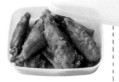

材料

（4回分：鶏手羽中1回分50g［正味重量33g］）

鶏手羽中‥‥‥‥‥‥‥‥8本
　（骨つき200g、正味重量132g）
　┌ 酢‥‥‥‥‥‥‥大さじ1
　│ みりん‥‥‥‥‥小さじ1
　│ トマトケチャップ
a │ 　‥‥‥‥‥‥‥小さじ1
　│ トマトピュレ‥‥大さじ1
　└ 水‥‥‥‥‥‥‥1/4カップ

作り方

1 鶏手羽中はさっと洗って水けをふく。

2 なべに a を入れて強火にかけ、ふつふつしてきたら1の鶏手羽中を入れる。

3 再度、ふつふつしてきたら弱火にし、ふたをずらしてのせ、10分ほど煮る。途中、焦げないように混ぜる。

鶏手羽中 1回量の目安

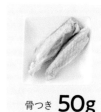

骨つき **50g**
（正味重量 **33g**）

たんぱく質
5.7g

エネルギー
75kcal

全量（約180g）▶ **330kcal**　たんぱく質 **23.1g**　食塩相当量 **0.4g**

1/4量（2本）▶ **83kcal**　たんぱく質 **5.8g**　食塩相当量 **0.1g**

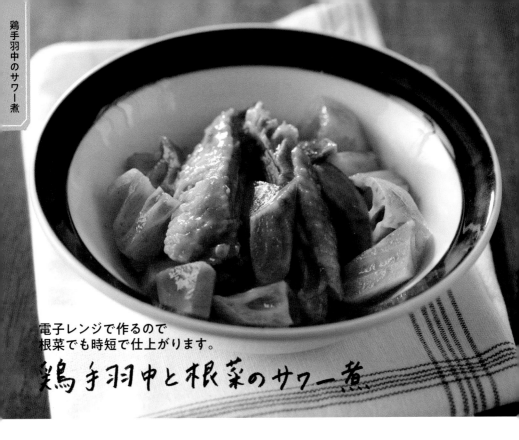

電子レンジで作るので
根菜でも時短で仕上がります。

鶏手羽中と根菜のサワー煮

材料（1人分）

鶏手羽中のサワー煮⋯⋯⋯⋯⋯**1/4量**
れんこん⋯⋯⋯⋯⋯⋯⋯⋯⋯⋯⋯50g
ごぼう⋯⋯⋯⋯⋯⋯⋯⋯⋯⋯⋯⋯30g
にんじん⋯⋯⋯⋯⋯⋯⋯⋯⋯⋯⋯30g

a ┌ スープのもと（顆粒）⋯⋯小さじ1/4
　　│ トマトケチャップ⋯⋯⋯⋯大さじ1
　　│ こしょう⋯⋯⋯⋯⋯⋯⋯⋯⋯少量
　　└ 水⋯⋯⋯⋯⋯⋯⋯⋯⋯⋯⋯大さじ2

作り方

1 れんこんは皮をむいて乱切りにする。ごぼうは洗って乱切りにする。ともに水に5分ほど浸す。にんじんは皮をむいて乱切りにする。

2 耐熱ボールに **a** を入れて混ぜ、**1** の野菜を加えてあえる。ラップをして電子レンジ（600W）で3分加熱する。

3 **鶏手羽中のサワー煮**を加えて全体を混ぜ、ラップをしてさらに1分ほど加熱する。

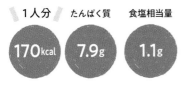

1人分	たんぱく質	食塩相当量
170kcal	7.9g	1.1g

トマト味のフライドチキン。新感覚です！

フライドチキン

材料（1人分）

鶏手羽中のサワー煮	………………	1/4量
a ┌ 小麦粉	………………	小さじ1
├ かたくり粉	………………	小さじ1
└ 水	………………	大さじ1
じゃが芋	………………	小1/2個（40g）
赤パプリカ	………………	1/4個（40g）
揚げ油	………………	適量
┌ 塩	………………	ミニスプーン1/2
└ あらびき黒こしょう	………………	少量

1人分 たんぱく質 食塩相当量
194kcal 7.1g 0.7g

作り方

1 じゃが芋は皮つきのままくし形切りにする。赤パプリカは縦に2cm幅に切る。

2 ボールに**鶏手羽中のサワー煮**と**a**を入れて混ぜる。

3 フライパンに揚げ油を深さ2cmほど入れて中火で熱し、**1**のじゃが芋とパプリカを素揚げする。

4 **2**の鶏手羽中をカリッとするまで2～3分揚げる。

5 **3**と**4**を合わせて塩とこしょうをまぶす。

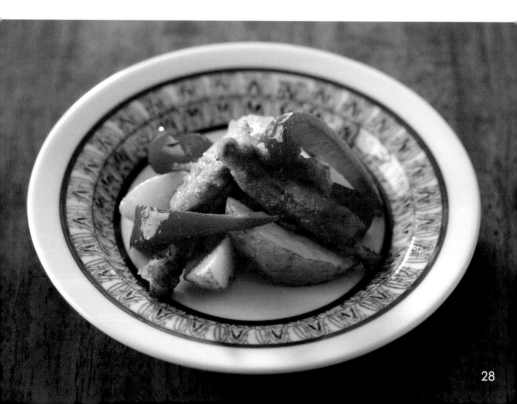

蒸し煮にしている間に、
鶏手羽中のうま味がきのこに移ります。

鶏手羽中ときのこの蒸し煮

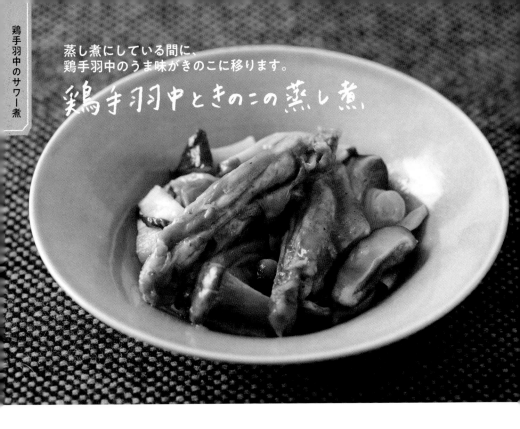

材料（1人分）

鶏手羽中のサワー煮……………………**1/4量**	
エリンギ ┐	
しめじ ├……………合わせて80g	
しいたけ ┘	
長ねぎ……………………1/3本（30g）	
にんにく（すりおろし）……………少量	
オリーブ油……………………小さじ1	
a 塩……………………ミニスプーン1	
こしょう……………………少量	
小麦粉……………………小さじ1/2	
酒……………………大さじ1	

作り方

1 エリンギは食べやすく裂く。しめじは石づきを切り除いてほぐす。しいたけは傘と軸に切り分け、傘は薄切りに、軸は裂く。長ねぎは2cm長さに切る。

2 ボールに**1**のきのことねぎを入れ、**a**を順に加えてそのつどあえる。

3 フライパンに**2**を敷き詰め、**鶏手羽中のサワー煮**をのせる。酒をまわし入れ、強火にかけ、ふつふつしてきたらふたをして、弱めの中火で5〜6分蒸し煮にする。

1人分	たんぱく質	食塩相当量
165kcal	8.7g	1.3g

献立レシピ2：朝食の主菜に使用（112ページ参照）

材料（1人分）

鶏手羽中のサワー煮································1/4量
じゃが芋····························小1/2個（50g）
玉ねぎ··························· 1/4個（50g）
にんじん··························· 1/2本（75g）
キャベツ··························· 1枚（80g）
スープのもと（顆粒）······小さじ1/2
水···································· 1カップ
塩································· ミニスプーン1/2
こしょう····························少量
a バター（食塩不使用）
·························· 小さじ1強（5g）
にんにく（すりおろし）
··························· 小さじ1/4

作り方

1 じゃが芋は皮をむいて半分に切る。玉ねぎは芯をつけたまま、繊維に沿って縦に2等分に切る。にんじんは皮をむき、3～4等分の乱切りにする。キャベツは一口大に切る。

2 **a**を合わせてラップをし、電子レンジ（600W）で20秒ほど加熱する。

3 なべに水とスープのもと、**1**のじゃが芋と玉ねぎとにんじんを入れて強火にかけ、ふつふつしてきたら弱めの中火にして10分ほど煮る。

4 塩とこしょう、**1**のキャベツ、**鶏手羽中のサワー煮**を加えてさらに5分ほど煮たら、**a**をまわし入れる。ひと煮立ちしたら火を消す。

1人分	たんぱく質	食塩相当量
228kcal	9.0g	1.4g

材料（1人分）

鶏手羽中のサワー煮································1/4量
ズッキーニ··························· 1/2本（75g）
なす···································· 1本（70g）
ミニトマト··························· 2個（20g）
ごまじょうゆ
酢································· 小さじ1
しょうゆ····························小さじ1
すり白ごま························小さじ1
サラダ油····························小さじ1
砂糖································· ひとつまみ

作り方

1 ズッキーニは5～6cm長さの棒状に切る。なすはへたを除いて縦4等分に切る。

2 グリルに**1**のズッキーニとなすと**鶏手羽中のサワー煮**を並べ、中火で両面3～4分ずつ焼く。

3 器にミニトマトとともに盛り合わせ、ごまじょうゆの材料を混ぜ合わせて添える。

1人分	たんぱく質	食塩相当量
170kcal	8.6g	1.0g

煮込む必要なし！
野菜に火が通ればでき上がり。

鶏手羽中の
ポトフ

夏野菜といっしょにグリルでそのまま焼きます。
ごまじょうゆだれを添えます。

グリル焼きチキン

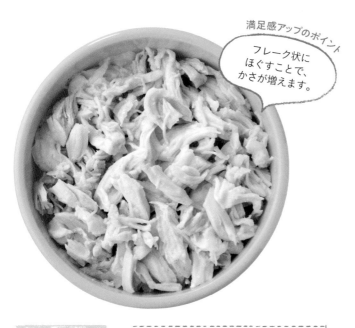

満足感アップのポイント

フレーク状に
ほぐすことで、
かさが増えます。

鶏ささ身フレーク

電子レンジで1分加熱してほぐします。蒸したときに出る汁をからめて保存するとしっとり仕上がります。

冷蔵保存：3日

冷凍保存可

冷蔵保存と同様にする。

保存方法

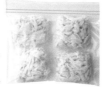

1回分がすぐに使えるように4等分に小分けし、ラップに包んで密閉袋に入れる。

材料（4回分：鶏ささ身1回分25g）

鶏ささ身 …………………… 2本（100g）
酒 ……………………………… 小さじ1

作り方

1 鶏ささ身はところどころフォークで刺し、酒をもみ込んで5分ほどおく。

2 耐熱皿に入れてラップをし、電子レンジ（600W）で1分加熱する。

3 あら熱がとれたら食べやすく裂き、蒸し汁をからめる。

鶏ささ身1回量の目安

25g

たんぱく質
5.8g

エネルギー
26kcal

全量（約100g）▶ **110kcal**　たんぱく質 **23.0g**　食塩相当量 **0.1g**

1/4量（約25g）▶ **27kcal**　たんぱく質 **5.8g**　食塩相当量 **0g**

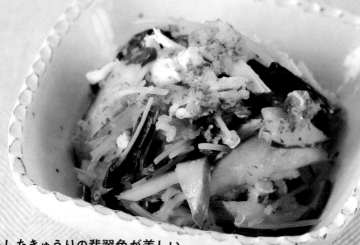

おろしたきゅうりの翡翠色が美しい。
夏らしくさわやかな味わい。

鶏ささ身ときゅうりの翡翠おろしあえ

材料（1人分）

鶏ささ身フレーク	**1/4量**
きゅうり	1と1/2本（150g）
砂糖	ミニスプーン1※
おろし大根	50g
三つ葉	1/2束（15g）
a すだちの搾り汁（もしくは酢）	小さじ1
塩	ミニスプーン1

※塩のかわりに砂糖を使って脱水します。減塩
テクニックの一つです。

作り方

1 きゅうりは両端を切り落とす。1本分はすりおろしてざるにあげ、おろし大根と混ぜ合わせる。

2 残りのきゅうりは縦半分に切ってから斜め薄切りにし、砂糖をまぶして5分ほどおき、汁けを絞る。

3 三つ葉は3〜4cm長さに切り、さっとゆでで水にとり、水けを絞る。

4 ボールに a を合わせ、すべての材料を加えてあえる。

1人分　70kcal

たんぱく質　7.8g

食塩相当量　1.2g

献立レシピ1：朝食の主菜に使用（106ページ参照）

材料（1人分）

鶏ささ身フレーク‥‥‥‥‥‥‥‥**1/4量**
玉ねぎ‥‥‥‥‥‥‥‥‥‥1/6個（30g）
ほうれん草‥‥‥‥‥‥‥‥‥‥‥‥30g
マッシュルーム‥‥‥‥‥‥1個（10g）
ミニトマト‥‥‥‥‥‥‥‥3個（30g）
コーン缶詰め（ホール）
　‥‥‥‥‥‥‥‥‥大さじ1（10g）
　┌ 小麦粉‥‥‥‥‥‥‥‥大さじ1/2
　│ スープのもと（顆粒）‥小さじ1/2
a│ 塩‥‥‥‥‥‥ミニスプーン1/2
　│ こしょう‥‥‥‥‥‥‥‥‥少量
　└ 水‥‥‥‥‥‥‥‥‥‥1/2カップ
サラダ油‥‥‥‥‥‥‥‥‥‥‥小さじ1
牛乳‥‥‥‥‥‥‥‥‥‥‥‥1/4カップ

🏷1人分　たんぱく質　食塩相当量
154kcal　**9.7**g　**1.3**g

作り方

1 玉ねぎは縦に薄切りにする。ほうれん草はゆでて水にとって3cm長さに切る。マッシュルームは3〜4mm厚さの薄切りにする。ミニトマトはへたを除く。

2 なべにサラダ油を入れて中火で熱し、**1**の玉ねぎをいためる。しんなりとなったら**1**のマッシュルーム、**鶏ささ身フレーク**を加えていため、**a**の小麦粉をふり入れる。

3 全体がなじんだら残りの**a**を加える。ふつふつしてきたらふたをずらしてのせ、弱めの中火で3分ほど煮る。

4 牛乳を加えて再度ふつふつしてきたら**1**のミニトマトとほうれん草を加えてひと煮立ちさせる。

5 器に盛り、コーンをトッピングする。

材料（1人分）

鶏ささ身フレーク‥‥‥‥‥‥‥‥**1/4量**
じゃが芋‥‥‥‥‥‥‥小1/2個（50g）
にんじん‥‥‥‥‥‥‥小1/6本（20g）
しらたき（アク抜きずみのもの）
　‥‥‥‥‥‥‥‥‥‥‥‥‥‥‥50g
さやえんどう‥‥‥‥‥‥3本（10g）
だし‥‥‥‥‥‥‥‥‥‥‥‥1/2カップ
　┌ しょうゆ‥‥‥‥‥‥‥‥小さじ1
a│ みりん‥‥‥‥‥‥‥‥‥小さじ1
　└ 砂糖‥‥‥‥‥‥‥‥‥‥小さじ1/2

🏷1人分　たんぱく質　食塩相当量
105kcal　**8.0**g　**1.0**g

作り方

1 じゃが芋は皮をむいて一口大に切り、水に5分ほど浸す。にんじんは皮をむいて乱切りにする。しらたきは食べやすく切る。さやえんどうはへたと筋を除き、さっとゆでて水にとる。

2 なべにだしと**1**のじゃが芋とにんじん、**鶏ささ身フレーク**を入れて中火にかけ、ふつふつしてきたらふたをずらしてのせ、弱めの中火で10分ほど煮る。

3 **a**と**1**のしらたきを加えてさらに5分ほど煮て、**1**のさやえんどうを加えてひと煮立ちしたら火を消す。

鶏ささ身フレークからうま味が出て
コクのある仕上がりになります。

鶏ささ身の彩りクリームシチュー

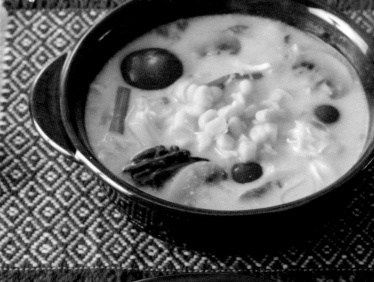

ささ身で作る肉じゃが。
鶏肉ならではのやさしい味わいです。

ささじゃが

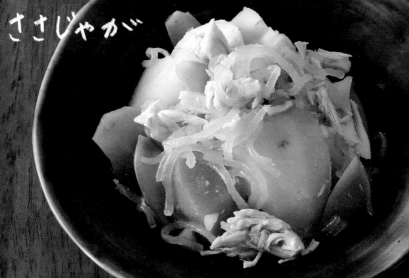

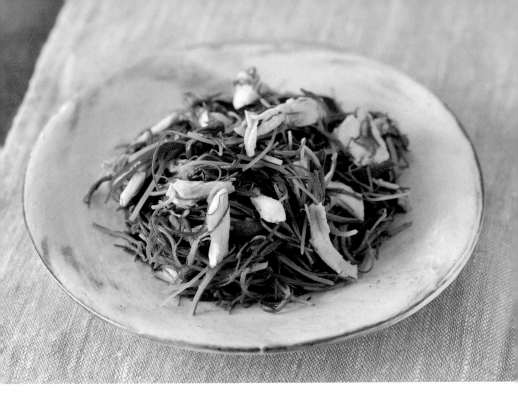

シャキシャキとしたおかひじきと
ささ身の食べ合わせが楽しい一皿。

鶏ささ身とおかひじきのいため物

材料 (1人分)

鶏ささ身フレーク························1/4量
おかひじき································100g
赤ピーマン·····················1/2個 (15g)
┌ にんにく (みじん切り)···小さじ1/3
└ サラダ油····························小さじ1
┌ 塩······················ミニスプーン1
└ こしょう···························少量

作り方

1 おかひじきは食べやすく切る。赤ピーマンは縦にせん切りにする。

2 フライパンにサラダ油とにんにくを入れて中火にかけ、香りが立ったら**鶏ささ身フレーク**と**1**のおかひじきとの赤ピーマンを入れていためる。

3 全体がなじんだら、塩とこしょうで調味する。

◢1人分 たんぱく質 食塩相当量

87kcal 7.4g 1.3g

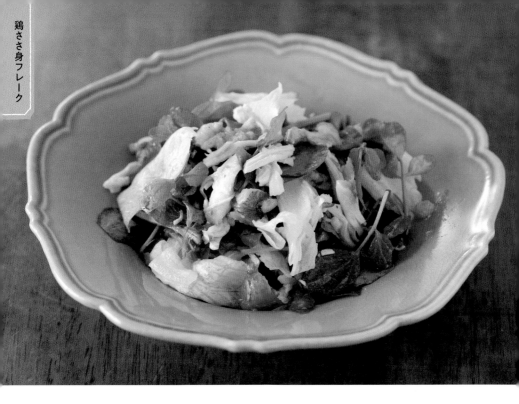

くるみの香りと食感がアクセント。
ボリュームアップにもなって満足感もアップ！

鶏ささ身とクレソンのゆずこしょうあえ

材料（1人分）

鶏ささ身フレーク	**1/4量**
クレソン	1束（20g）
レタス	1枚（20g）
くるみ	10g
a ┌ サラダ油	小さじ1
│ ゆずこしょう	小さじ1/3
│ 塩	ミニスプーン1/4
└ 酢	小さじ1

作り方

1 クレソンは食べやすく切る。レタスは一口大にちぎる。合わせて冷水に5分ほど浸す。くるみはトースターで2〜3分ほどからいりし、たたき砕く。

2 ボールに**a**を合わせ、すべての材料を加えてあえる。

1人分　たんぱく質　食塩相当量
140kcal　7.8g　0.7g

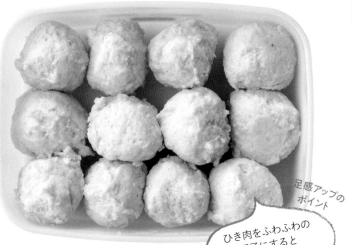

ふわふわ鶏団子

ゆで汁につけたまますまして、やわらかく仕上げるのがポイント。

足感アップの
ポイント

ひき肉をふわふわの
団子にすると
ボリュームが増します。

冷蔵保存：3日　　**冷凍保存可**

肉団子は3個ずつラップに包んで密閉袋に入れる。
ゆで汁は製氷皿で凍らせてキューブ状にする。

保存方法 　鶏団子は形が崩れないように保存容器に並べて入れる。ゆで汁は別の保存容器に入れる。

材料
（4回分：
鶏ひき肉1回分35g）

鶏ひき肉 ······················ 140g
しょうが（みじん切り）
······························· 小さじ1

a ┌ 塩 ······ ミニスプーン1
　└ こしょう ··············· 少量

b ┌ 酒 ··················· 大さじ1
　│ かたくり粉
　│ ················· 大さじ1/2
　└ 水 ·················· 大さじ1

作り方

1 ボールに鶏ひき肉、しょうが、**a**を入れてよく混ぜる。粘りけが出てきたら**b**を加えてさらによく混ぜる。

2 なべに水を1と1/2カップ入れて火にかけ、沸騰したら**1**のたねを12等分し、スプーンで形を作りながら落とし入れる。中火にし、アクを除きながら1分ほど煮たら火を消し、そのままさます。

3 鶏団子とゆで汁に分ける。

**鶏ひき肉
1回量の目安**

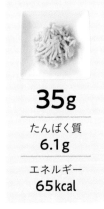

35g

たんぱく質
6.1g

エネルギー
65kcal

全量（鶏団子約185g）▶ **291kcal**　たんぱく質 **24.6g**　食塩相当量 **1.3g**

1/4量（3個）　　　　▶ **73kcal**　たんぱく質 **6.1g**　食塩相当量 **0.3g**

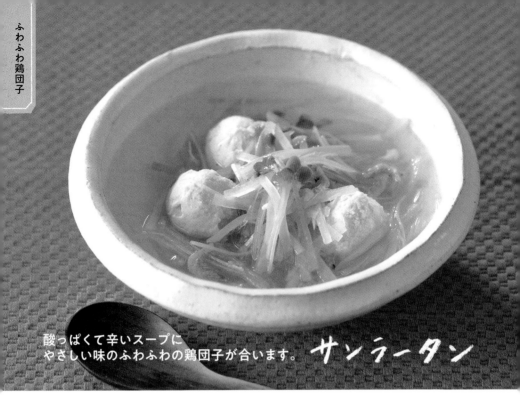

ふわふわ鶏団子

酸っぱくて辛いスープに
やさしい味のふわふわの鶏団子が合います。 サンラータン

材料（1人分）

ふわふわ鶏団子	**1/4量**
鶏団子のゆで汁	1/2カップ
水	1/2カップ
大根	30g
長ねぎ	10g
貝割れ菜	5g
サクラエビ	大さじ1（2g）
はるさめ（ショートタイプ・乾）	10g

a
- 鶏がらスープのもと（顆粒）……小さじ1/2
- こしょう……少量
- 酢……小さじ1
- ごま油（またはラー油※）……小さじ1

※辛いのが好きな人はラー油がおすすめ。
分量は好みで加減してください。

作り方

1 大根は皮をむいて4〜5cm長さのせん切りに、長ねぎは長さを半分に切って縦にせん切りにする。貝割れ菜は根を切り落とし、長さを半分に切る。

2 なべに**ふわふわ鶏団子**、ゆで汁、水、**a**を入れて中火にかけ、ふつふつしてきたら**1**の大根と長ねぎを加えて3分ほど煮る。

3 サクラエビ、はるさめ、**1**の貝割れ菜を入れて1分ほど煮たら火を消す。

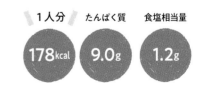

1人分	たんぱく質	食塩相当量
178kcal	9.0g	1.2g

野菜たっぷりのラタトゥイユに
鶏団子を加えると主菜に早変わり。

鶏団子入りラタトゥイユ

材料（1人分）

ふわふわ鶏団子	**1/4量**
玉ねぎ	1/4個（50g）
なす	1/2本（40g）
ズッキーニ	1/2本（75g）
トマト	小1個（100g）
にんにく（薄切り）	2〜3枚
オリーブ油	小さじ1
塩	ミニスプーン1
こしょう	少量

作り方

1 野菜はすべて1.5cm角に切る。

2 なべにオリーブ油とにんにくを入れて中火にかけ、香りが立ったら1の野菜をいためる。塩とこしょうをふって全体を混ぜ、**ふわふわ鶏団子**を加える。ふたをして弱火で10分ほど煮る。

1人分	たんぱく質	食塩相当量
173kcal	**8.9**g	**1.5**g

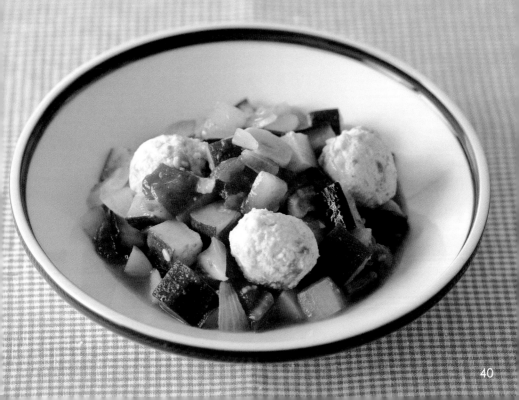

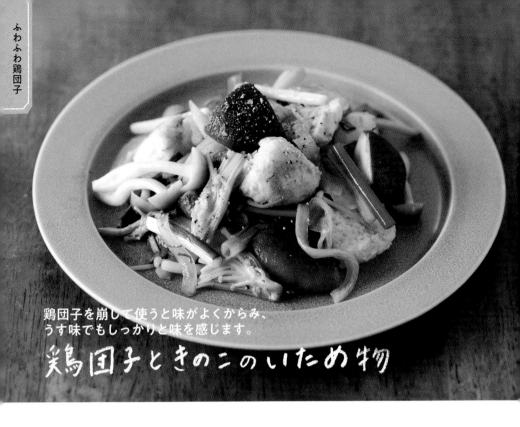

ふわふわ鶏団子

鶏団子を崩して使うと味がよくからみ、
うす味でもしっかりと味を感じます。

鶏団子ときのこのいため物

材料（1人分）

ふわふわ鶏団子	**1/4量**
しめじ	
しいたけ	合わせて80g
えのきたけ	
玉ねぎ	1/4個 (50g)
小ねぎ	4〜5本 (20g)
ごま油	小さじ1
オイスターソース	小さじ1
あらびき黒こしょう	少量

作り方

1 しめじは石づきを切り除いてほぐす。
しいたけは石づきを切り除き、4等
分に切る。えのきたけは石づきを切
り除いて長さを半分に切ってほぐす。
玉ねぎは縦に薄切りにし、小ねぎは
4cm長さに切る。**ふわふわ鶏団子**は
半分にちぎる。

2 フライパンにごま油を中火で熱し、
1を玉ねぎ、きのこ類、鶏団子、小
ねぎの順に加えてそのつどいためる。

3 オイスターソースを加えて調味し、
器に盛ってこしょうをふる。

1人分	たんぱく質	食塩相当量
159kcal	9.8g	1.0g

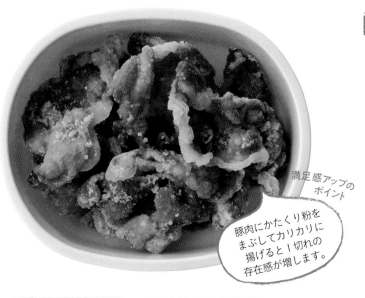

カリカリ豚せんべい

揚げ物こそまとめ作りに最適。
一度に何回か分、揚げておきましょう。

満足感アップの
ポイント

豚肉にかたくり粉を
まぶしてカリカリに
揚げると1切れの
存在感が増します。

冷蔵保存：3日

冷凍保存可

できるだけ重ならないよう
に密閉袋に平らに並べる。

保存方法
さましてから、
しけらないよ
うに密閉袋に
入れる。

材料（4回分：豚もも肉1回分30g）

豚もも肉（薄切り・脂身つき）

··· 4枚（120g）

かたくり粉 ································ 大さじ1

揚げ油 ·· 適量

作り方

1 豚肉は長さを半分に切り、かたくり粉を
　全体にまぶす。

2 フライパンに油を深さ1cmほど入れて中
　火で熱し、1の豚肉をカリッとするまで
　1〜2分、途中裏返しながら揚げる。

豚もも肉1回量の目安

30g

たんぱく質
6.2g

エネルギー
55kcal

全量（約72g）▶**294kcal**　たんぱく質 **24.6g**　食塩相当量 **0.1g**

1/4量（2切れ）▶**73kcal**　たんぱく質 **6.2g**　食塩相当量 **0g**

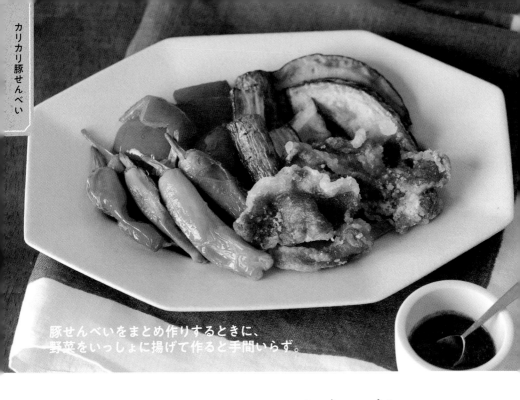

豚せんべいをまとめ作りするときに、
野菜をいっしょに揚げて作ると手間いらず。

豚せんべいと揚げ野菜の盛り合わせ

材料 (1人分)

カリカリ豚せんべい	**1/4量**
ごぼう	30g
ししとうがらし	6本(30g)
かぼちゃ	40g
赤パプリカ	1/4個(40g)
a ┌ カレー粉	小さじ1/2
ウスターソース	小さじ1
└ 酢	小さじ1/2
揚げ油	適量

作り方

1 ごぼうは洗って5〜6cm長さに切って縦半分に切り、水に5分ほど浸して水けをふく。ししとうは切り込みを入れる。かぼちゃは5mm厚さのいちょう切りにする。赤パプリカは乱切りにする。

2 フライパンに揚げ油を深さ1cmほど入れて熱し、2の野菜をそれぞれ素揚げする。

3 **カリカリ豚せんべい**はトースターで2〜3分軽く温める。

4 2と3を盛り合わせて、**a**を混ぜ合わせて添える。

1人分	たんぱく質	食塩相当量
260kcal	8.7g	0.5g

材料（1人分）

カリカリ豚せんべい	**1/4量**
長芋	50g
きゅうり	1/2本（50g）
┌ 梅干しの果肉（12%塩分）	7g
└ みりん	小さじ1/2

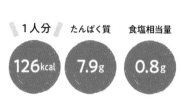

1人分	たんぱく質	食塩相当量
126kcal	7.9g	0.8g

作り方

1 **カリカリ豚せんべい**は細切りにする。長芋は皮をむいてせん切りにし、きゅうりは斜め薄切りにしてさらにせん切りにする。器にこれらを盛り合わせる。

2 梅干しはたたき刻み、みりんでときのばして **1** にかける。

献立レシピ3：朝食の主菜＆副菜に使用（118ページ参照）

材料（1人分）

カリカリ豚せんべい	**1/4量**
紫玉ねぎ	小1/2個（60g）
ラディッシュ	2個（20g）
パセリ（みじん切り）	少量
甘酢 ┌ 塩	ミニスプーン1/2
│ 砂糖	小さじ1
└ 酢	小さじ1

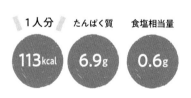

1人分	たんぱく質	食塩相当量
113kcal	6.9g	0.6g

作り方

1 紫玉ねぎは薄切りにし、水でもみ洗いする。ラディッシュは3〜4mm幅の輪切りにする。

2 ボールに甘酢の材料、**1** の紫玉ねぎとラディッシュ、パセリを入れて混ぜ合わせて5分ほどおく。

3 **カリカリ豚せんべい**は3等分ずつに切り、トースターで2〜3分ほど焼いて温める。

4 器に **2** を盛り、**3** の豚せんべいをのせる。

材料を切るだけで
作れます。まとめ作り
しているからこそその一品。

豚せんとろろ

彩りが美しい！
生野菜との組み合わせと
甘酸っぱい味でさっぱり仕上げ。

豚せんべいと玉ねぎの甘酢あえ

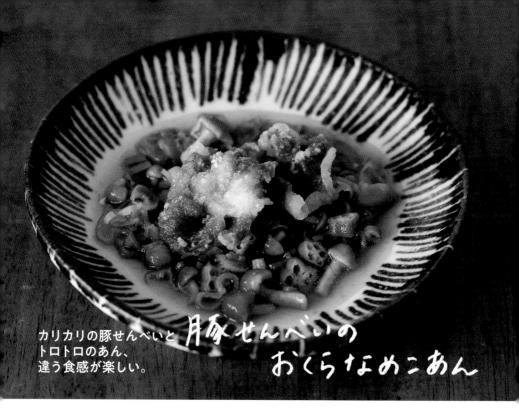

カリカリの豚せんべいと
トロトロのあん、
違う食感が楽しい。

豚せんべいの
おくらなめこあん

材料（１人分）

カリカリ豚せんべい ⋯⋯⋯⋯⋯1/4量
おくら ⋯⋯⋯⋯⋯⋯⋯⋯２本（20g）
なめこ ⋯⋯⋯⋯⋯⋯⋯1/2袋（50g）
長ねぎ ⋯⋯⋯⋯⋯⋯⋯1/3本（30g）

a
- だし ⋯⋯⋯⋯⋯⋯⋯⋯⋯1/4カップ
- しょうゆ ⋯⋯⋯⋯⋯⋯⋯小さじ1/2
- みりん ⋯⋯⋯⋯⋯⋯⋯⋯⋯小さじ１
- 塩 ⋯⋯⋯⋯⋯⋯⋯ミニスプーン1/3

作り方

1 **カリカリ豚せんべい**はトースターで
２〜３分ほど焼いて温める。

2 おくらはへたを除き、さっとゆでて
水にとり、水けをきって小口切りに
する。なめこはさっと洗う。長ねぎ
は小口切りにする。

3 なべに**a**と**2**のおくらとなめこと長
ねぎを入れて中火にかけ、ふつふつ
してきたら弱火にして１分ほど煮る。

4 器に**3**のあんを盛り、**1**の豚せんべ
いをのせる。

１人分　たんぱく質　食塩相当量

114kcal　**8.3**g　**0.9**g

煮ると豚せんべいの表面がしっとりして
煮汁がよくからみます。

豚せんべいとさや類の煮浸し

材料（1人分）

カリカリ豚せんべい	1/4量
さやえんどう	5〜6枚（20g）
さやいんげん	5本（40g）

a		
	だし	大さじ3
	うす口しょうゆ	小さじ1
	みりん	小さじ1
	砂糖	小さじ1/2

1人分	たんぱく質	食塩相当量
114kcal	8.0g	1.0g

作り方

1 **カリカリ豚せんべい**は半分に切る。

2 さやえんどうはへたと筋を除く。さやいんげんはへたと筋を除いて長さを半分に切る。

3 なべに湯を沸かし、**2**のさや類をそれぞれさっとゆでてざるにあげる。

4 なべに**a**を入れて中火で煮立て、**1**の豚せんべいと**3**のさや類を入れてさっと煮る。

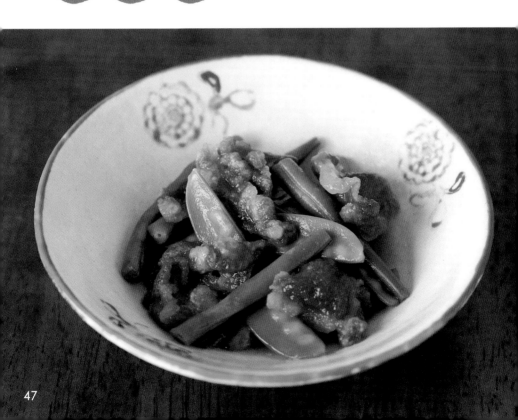

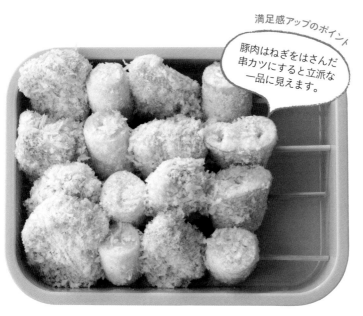

満足感アップのポイント

豚肉はねぎをはさんだ
串カツにすると立派な
一品に見えます。

串カツ

フライ物はやっぱり揚げたてが一番。揚げる直前の状態までまとめ作りするだけでも重宝します。

冷蔵保存：3〜4日

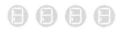

冷凍保存可

冷蔵保存と同様にする。

保存方法

密閉袋に重ならないように1本ずつ並べて入れる。

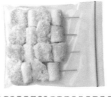

材料

（4回分：豚ロース肉1回分30g）

豚ロース肉（豚カツ用）
　　　　　　　大1枚（120g）

a ⎡ 酒　　　　　　　大さじ1
　 | にんにく（すりおろし）
　 |　　　　　　　小さじ1/2
　 ⎣ こしょう　　　　　少量

長ねぎ　　　　　1本（120g）

衣 ⎡ 小麦粉　　　　　大さじ1
　 | 水　　　　　　　大さじ1
　 | 乾燥パン粉
　 ⎣　　　　1/2カップ弱（18g）

作り方

1 豚肉は8等分に切り分け、**a**をもみ込む。長ねぎは8等分のぶつ切りにする。

2 衣の小麦粉と水を合わせてとき、**1**の豚肉と長ねぎにからめてからパン粉をまぶす。

3 竹串に**2**を長ねぎ、豚肉、長ねぎ、豚肉の順に刺し、合計4本作る。

豚ロース肉 1回量の目安

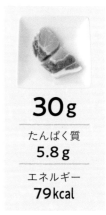

30g

たんぱく質
5.8g

エネルギー
79kcal

全量（4本）▶ 477kcal　たんぱく質 28.5g　食塩相当量 0.3g

1/4量（1本）▶ 119kcal　たんぱく質 7.1g　食塩相当量 0.1g

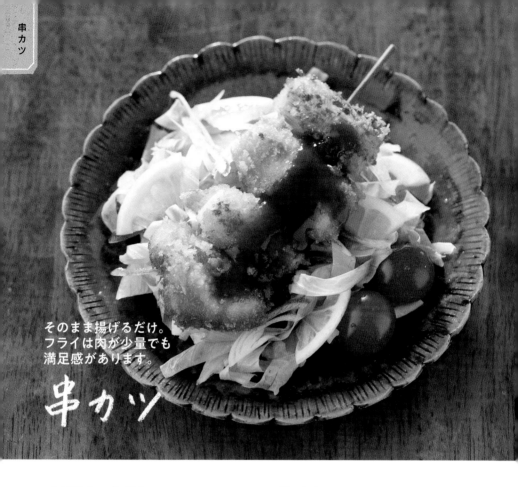

そのまま揚げるだけ。
フライは肉が少量でも
満足感があります。

串カツ

材料（1人分）

串カツ	**1/4量**
揚げ油	適量
レタス	1枚（40g）
みょうが	1/2個（10g）
レモン（薄切り）	2枚
ミニトマト	2個（20g）
中濃ソース	小さじ1

1人分　たんぱく質　食塩相当量

218kcal　8.0g　0.5g

作り方

1 レタスは細切り、みょうがは縦半分に切って斜め薄切りにし、合わせて冷水に5分ほど浸し、水けをきる。レモンはいちょう切りにし、レタスとみょうがとともに混ぜ合わせる。ミニトマトはへたを除く。

2 フライパンに油を深さ1cmほど入れて中火で熱し、**串カツ**を両面1～2分ずつ揚げて火を通す。

3 器に1を盛り合わせ、2の串カツをのせ、中濃ソースをかける。

材料（1人分）

```
┌ 串カツ ··············· 1/4量
└ 揚げ油 ················ 適量
白菜 ·············· 1枚（80g）
大根 ·················· 50g
┌ だし ············· 1/4カップ
│ みそ ············· 小さじ1
a│ みりん ··········· 小さじ1
└ 塩 ········· ミニスプーン1/2
ゆずの皮（せん切り） ······ 少量
```

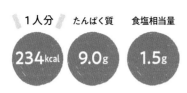

1人分	たんぱく質	食塩相当量
234kcal	9.0g	1.5g

作り方

1 フライパンに油を深さ1cmほど入れて中火で熱し、**串カツ**を両面1〜2分ずつ揚げて火を通す。あら熱がとれたら串からはずす。

2 白菜は一口大に切り、大根は5mm厚さのいちょう切りにする。

3 なべに**2**の白菜と大根を敷き詰め、**1**の串カツをのせ、**a**を混ぜ合わせてまわしかける。強火にかけ、ふつふつしてきたらふたをして弱めの中火で5分ほど煮る。

4 器に盛り、ゆず皮を散らす。

材料（1人分）

```
┌ 串カツ ··············· 1/4量
└ 揚げ油 ················ 適量
里芋 ·············· 1個（50g）
┌ 塩 ········· ミニスプーン1/3
a│ こしょう ············· 少量
└ 牛乳 ············· 小さじ1
  ┌ 冷凍ミックスベリー ······ 20g
  │┌ バルサミコ酢（または酢）
ベ││ ············· 小さじ1
リ│ しょうゆ ········ 小さじ1/2
ー b│ バター（食塩不使用）
ソ││ ··········· 小さじ1（4g）
ス│└ はちみつ ········ 小さじ1/2
バジル ·············· 1〜2枚
```

作り方

1 フライパンに油を深さ1cmほど入れて中火で熱し、**串カツ**を両面1〜2分ずつ揚げて火を通す。バジルは素揚げする。

2 里芋は洗ってラップをし、電子レンジ（600W）で1分〜1分30秒ほど加熱する。あら熱がとれたら皮をむき、ボールに入れてつぶす。**a**を加えて混ぜる。

3 小なべにミックスベリーと**b**を入れてとろみがつくまで煮詰める。

4 器に**2**の里芋を敷き、**1**の串カツをのせて**3**のソースをかける。バジルを飾る。

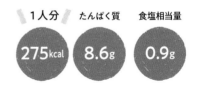

1人分	たんぱく質	食塩相当量
275kcal	8.6g	0.9g

揚げてから煮ると衣が
しっとりとして
煮汁よくしみ込みます。

串カツと
白菜のみそ煮

たまにはちょっと手をかけて、
レストラン風な盛りつけで
楽しみましょう。

洋風串カツ
ベリーソースかけ

竹の子やしらたきでボリューム感をプラスします。

串カツ丼

材料（1人分）

[**串カツ**		1/4量
揚げ油		適量
ゆで竹の子		50g
しらたき		50g
三つ葉		10g
卵		1/2個
a [だし		1/4カップ
酒		大さじ1/2
みりん		大さじ1/2
しょうゆ		大さじ1/2
砂糖		小さじ1/2
たんぱく質調整ごはん (1/25)		
		180g

作り方

1 フライパンに油を深さ1cmほど入れて中火で熱し、**串カツ**を両面1〜2分ずつ揚げて火を通す。あら熱がとれたら串からはずす。

2 竹の子は穂先はくし形に切り、残りはいちょう切りにする。しらたきは食べやすく切る。それぞれ湯通しする。三つ葉は3cm長さに切る。

3 フライパンに**a**を入れて中火で煮立て、**1**の串カツと**2**の竹の子、しらたき、三つ葉を入れて1分ほど煮る。

4 卵をときほぐして**3**にまわし入れてふたをし、火を消して30秒ほどおく。

5 器にごはんを盛り、**4**をのせる。

1人分	たんぱく質	食塩相当量
582kcal	13.6g	1.6g

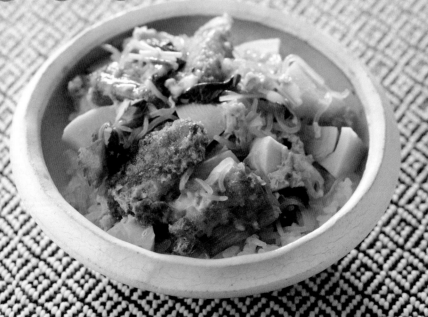

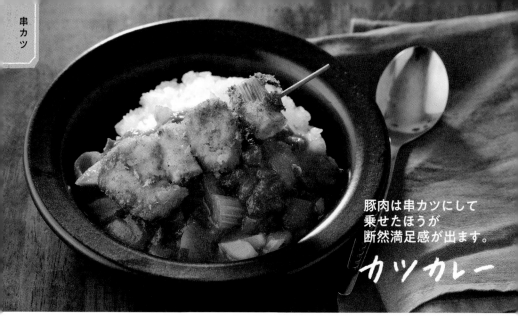

豚肉は串カツにして
乗せたほうが
断然満足感が出ます。

カツカレー

材料（1人分）

串カツ	1/4量
揚げ油	適量
玉ねぎ	30g
セロリ	30g
にんじん	20g
トマト	小1個（100g）
にんにく（みじん切り）	小さじ1/2
サラダ油	小さじ1
a カレー粉	大さじ1/2
スープのもと（顆粒）	小さじ1/2
こしょう	少量
中濃ソース	小さじ1
塩	ミニスプーン1/4
小麦粉	小さじ1
水	1/2カップ
たんぱく質調整ごはん（1/25）	180g

1人分	たんぱく質	食塩相当量
596kcal	9.6g	1.5g

作り方

1 フライパンに油を深さ1cmほど入れて中火で熱し、**串カツ**を両面1〜2分ずつ揚げて火を通す。

2 玉ねぎ、セロリ、にんじんは小さめの乱切りにする。トマトは1cm角に切る。

3 なべにサラダ油とにんにくを入れて中火にかけ、香りが立ったら**2**を順に加えていためる。

4 **a**を加え、小麦粉をふり入れていため、全体がなじんだら水を加える。

5 ふつふつしてきたらふたをずらしてのせ、弱めの中火で15分ほど煮る。途中焦げないようにかき混ぜる。

6 器にごはんを盛り、**5**のカレーをかけ、**1**の串カツをのせる。

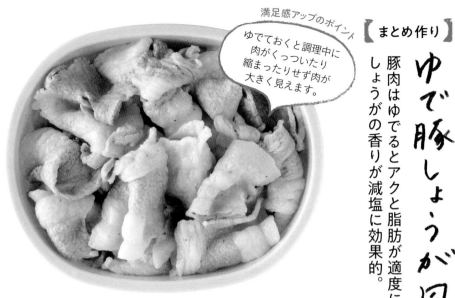

ゆでておくと調理中に肉がくっついたり縮まったりせず肉が大きく見えます。

【 まとめ作り 】

ゆで豚しょうが風味

豚肉はゆでるとアクと脂肪が適度に抜けます。しょうがの香りが減塩に効果的。

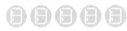

冷蔵保存：4〜5日

冷凍保存可

冷蔵保存と同様にする。

保存方法

1回分がとり出しやすいように、1/4量（8切れ）ずつラップに包んで密閉袋に入れる。

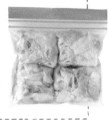

材料

（4回分：豚バラ肉1回分40g）

豚バラ肉（薄切り）………… 8枚（160g）
こしょう………………………………少量
しょうがの搾り汁……………小さじ1

作り方

1 豚バラ肉は1枚を4等分に切ってこしょうをふる。

2 なべに湯を沸かし、1の豚肉をさっとゆでてざるにあげる。しょうがの搾り汁をからめる。

豚バラ肉1回量の目安

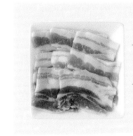

40g

たんぱく質
5.8g

エネルギー
158kcal

全量（約150g）▶ **633kcal**　たんぱく質 **23.1g**　食塩相当量 **0.2g**

1/4量（8切れ）▶ **158kcal**　たんぱく質 **5.8g**　食塩相当量 **0g**

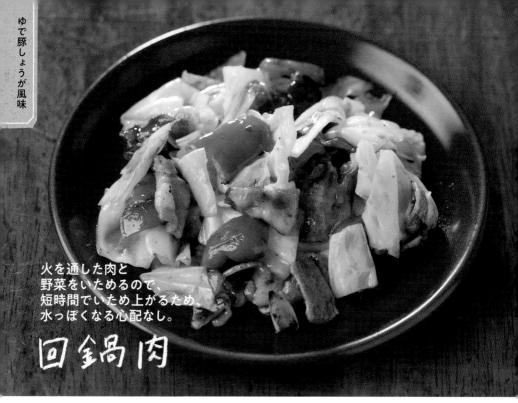

火を通した肉と
野菜をいためるので、
短時間でいため上がるため、
水っぽくなる心配なし。

回鍋肉

材料（1人分）

ゆで豚しょうが風味	**1/4量**
キャベツ	1枚（80g）
ピーマン	1/2個（20g）
長ねぎ	20g
にんにく（薄切り）	2枚
サラダ油	小さじ1

a
酒	大さじ1
オイスターソース	小さじ1/2
しょうゆ	小さじ1/2
砂糖	小さじ1/2
かたくり粉	小さじ1/2
七味とうがらし	少量
こしょう	少量

作り方

1 キャベツとピーマンは一口大に切り、長ねぎは斜め薄切りにする。合わせてさっとゆで、ざるにあげて湯をきる。**a**を混ぜ合わせる。

2 フライパンにサラダ油とにんにくを入れて中火にかけ、香りが立ったら**ゆで豚しょうが風味**と**1**のゆで野菜を加えていためる。

3 全体がなじんだら**a**を加え、いため合わせる。

1人分 258kcal　たんぱく質 8.0g　食塩相当量 0.8g

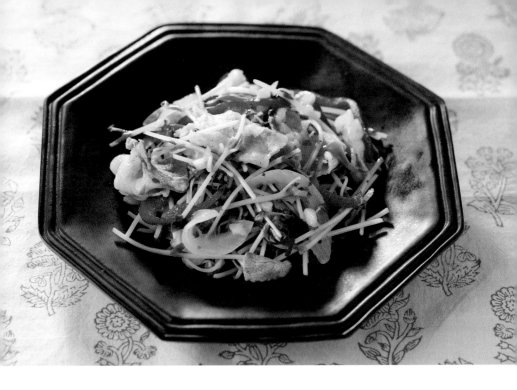

豚肉とキムチの相性は抜群です!
キムチの塩けを少し抜いて
減塩します。

豚バラキムチいため

材料（1人分）

ゆで豚しょうが風味……………………**1/4量**
キムチ……………………………………20g
玉ねぎ………………………1/4個（50g）
豆苗……………………………………50g
赤ピーマン…………………1/2個（15g）
┌ 赤とうがらし（小口切り）……………少量
│ ごま油………………………………小さじ１
│ 塩……………………ミニスプーン1/2
└ こしょう……………………………少量

作り方

1　キムチはあらみじん切りにして水
　１/2カップに５分ほど浸して水けを
　きる。玉ねぎは縦に薄切り、豆苗は
　根を切り落として長さを半分に切る。
　赤ピーマンは縦にせん切りにする。

2　フライパンにごま油と赤とうがらし
　を入れて中火にかけ、ふつふつして
　きたら**ゆで豚しょうが風味**と１のキ
　ムチと野菜を加えていためる。塩と
　こしょうで調味して仕上げる。

1人分	たんぱく質	食塩相当量
240kcal	8.9g	0.8g

56

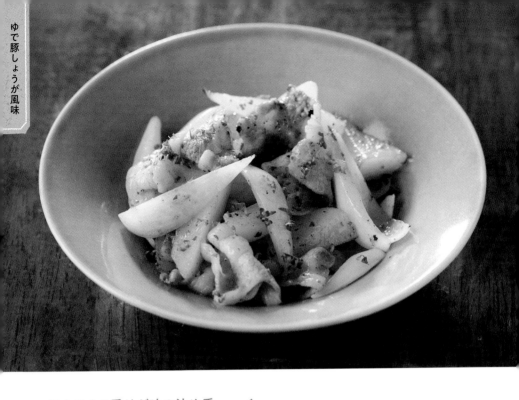

にんにくの香りが味の決め手。
パンチがきいた味わいで、
うす味を感じません。

肉じゃがいため

材料（1人分）

ゆで豚しょうが風味……………………**1/4量**
じゃが芋………………………小1/2個（50g）
玉ねぎ………………………………1/4個（50g）
┌ マヨネーズ…………………………大さじ1/2
└ にんにく（すりおろし）……小さじ1/4
┌ 塩………………………………ミニスプーン1/2
│ あらびき黒こしょう………………………少量
パセリ（みじん切り）………………………少量

作り方

1 じゃが芋は皮をむいて1cm幅のくし
形切りにし、水に5分ほど浸す。ラ
ップをして電子レンジ（600W）で
1分30秒加熱する。玉ねぎは1cm幅
のくし形切りにする。

2 フライパンにマヨネーズとにんにく
を入れて中火で熱し、1のじゃが芋
と玉ねぎをいためる。

3 全体がなじんだら、**ゆで豚しょうが
風味**を加えていため、塩とこしょう
で調味する。器に盛り、パセリを散
らす。

1人分	たんぱく質	食塩相当量
258kcal	7.4g	0.7g

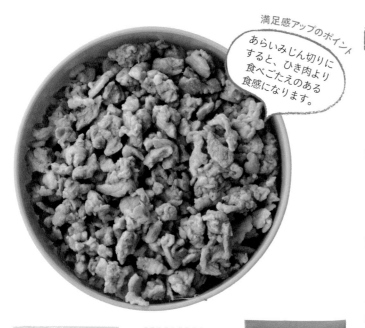

満足感アップのポイント

あらいみじん切りにすると、ひき肉より食べごたえのある食感になります。

【 まとめ作り 】

豚こしょうそぼろ

豚肉をいためておけば、アレンジ調理するときに調理時間が短くてすみ、肉をほぐす手間も不要です。

冷蔵保存：3〜4日

冷凍保存可

冷蔵保存と同様にする。

保存方法

1回分がとり出しやすいように、1/4量ずつラップに包んで密閉袋に入れる。

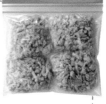

材料 （4回分：豚肩ロース肉1回分35g）

豚肩ロース肉（こま切れ）……………140g

a ┌ 酒………………………………小さじ1
  └ こしょう………………ミニスプーン1

サラダ油……………………………小さじ1

作り方

1 豚肉はあらいみじん切りにする。

2 フライパンにサラダ油を入れて中火で熱し、1の豚肉をいためる。肉の色が変わったらaをふり入れ、汁けがなくなるまでいためる。

豚肩ロース肉1回量の目安

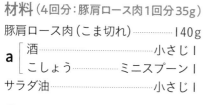

35g

たんぱく質 **6.0g**

エネルギー **89kcal**

全量（約100g）▶ **405kcal**	たんぱく質 **24.0g**	食塩相当量 **0.1g**
1/4量（約25g）▶ **101kcal**	たんぱく質 **6.0g**	食塩相当量 **0g**

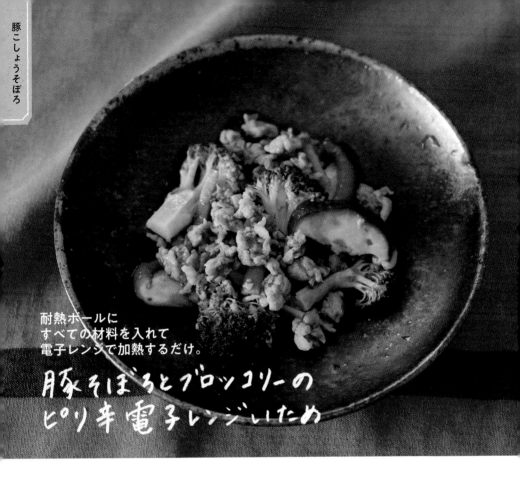

耐熱ボールに
すべての材料を入れて
電子レンジで加熱するだけ。

豚そぼろとブロッコリーの ピリ辛電子レンジいため

材料（1人分）

豚こしょうそぼろ	**1/4量**
ブロッコリー	30g
しいたけ	1枚（20g）
a 豆板醤	小さじ1/2
みりん	小さじ1
ごま油	小さじ1

作り方

1 ブロッコリーは小房に分ける。しいたけは軸と傘に切り分け、軸はほぐし、傘は4等分にそぎ切りにする。

2 耐熱ボールに **a** を入れて混ぜ合わせ、**豚こしょうそぼろ**と **1** のブロッコリーとしいたけを加えてあえる。ラップをして電子レンジ（600W）で2分加熱する。

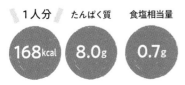

1人分	たんぱく質	食塩相当量
168kcal	8.0g	0.7g

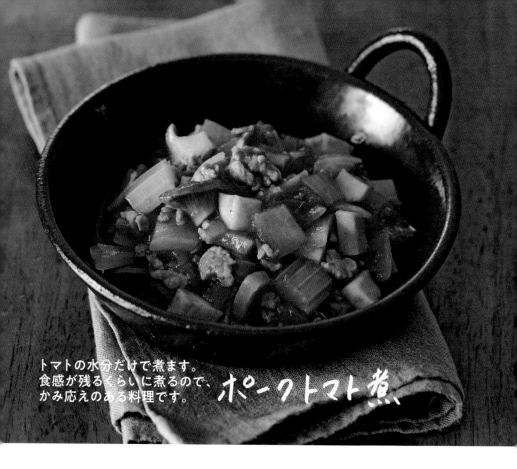

トマトの水分だけで煮ます。
食感が残るくらいに煮るので、
かみ応えのある料理です。

ポークトマト煮

材料（1人分）

豚こしょうそぼろ	**1/4量**
玉ねぎ	1/4個（50g）
セロリ	30g
エリンギ	小1本（30g）
トマト	1個（120g）
a にんにく（すりおろし）	小さじ1/4
中濃ソース	大さじ1/2
トマトケチャップ	大さじ1/2
砂糖	小さじ1/2
こしょう	少量
オリーブ油	小さじ1

作り方

1 玉ねぎ、セロリ、エリンギ、トマトはそれぞれ1.5cm角に切る。

2 なべにオリーブ油を入れて中火で熱し、**1**と**豚こしょうそぼろ**を順に加えていためる。

3 **a**を加えていため、ふたをずらしてのせ、弱めの中火で5分ほど煮る。

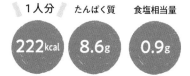

1人分 222kcal たんぱく質 8.6g 食塩相当量 0.9g

ホッとする和風の味わい。
まいたけと春菊で秋の献立におすすめです。

豚そぼろとまいたけの さっと煮

材料 (1 人分)

豚こしょうそぼろ……………………1/4量
まいたけ……………………………50g
春菊……………………………………50g
しょうが (せん切り)………………2〜3g
a ┌ だし………………………………1/4カップ
　　│ しょうゆ…………………………小さじ1
　　│ みりん……………………………小さじ1
　　└ 砂糖………………………………小さじ1/2

作り方

1 まいたけは一口大にほぐす。春菊は食べやすく切って冷水に5分ほど浸し、水けをきる。

2 なべに **a** としょうがを入れて中火にかけ、ふつふつしてきたら**豚こしょうそぼろ**と **1** のまいたけと春菊を加えてひと煮立ちさせ、火を消す。

1人分	たんぱく質	食塩相当量
146kcal	8.8g	1.0g

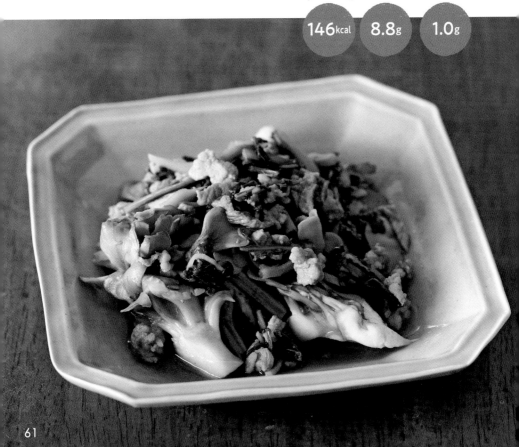

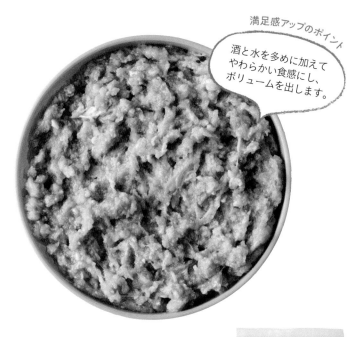

酒と水を多めに加えて
やわらかい食感にし、
ボリュームを出します。

【 まとめ作り 】

豚ひき肉だね

作るとなると意外とめんどうなひき肉だね。アレンジが自由自在なので、まとめて作っておけばやっぱり便利。

冷蔵保存：3日

保存方法
1回分がとり出しやすいように、1/4量ずつラップに包んで密閉袋に入れる。

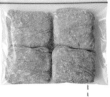

冷凍保存可

冷蔵保存と同様にする。

材料
（4回分：豚ひき肉1回分35g）

豚ひき肉‥‥‥‥‥‥‥140g

[塩‥‥‥‥‥ミニスプーン1
[こしょう‥‥‥‥‥‥少量

a [にんにく（すりおろし）
‥‥‥‥‥‥小さじ1/3
[酒‥‥‥‥‥‥大さじ2
[かたくり粉‥‥‥大さじ1/2
[水‥‥‥‥‥‥大さじ3

作り方

1 ボールにひき肉を入れ、塩とこしょうをふって粘りけが出るまでよく混ぜる。

2 aを加えてさらによく混ぜる。

豚ひき肉 1回量の目安

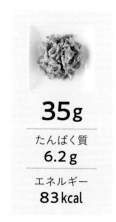

35g

たんぱく質
6.2g

エネルギー
83kcal

全量（約220g） ▶ 381kcal	たんぱく質 25.0g	食塩相当量 1.3g
1/4量（約55g）▶ 95kcal	たんぱく質 6.3g	食塩相当量 0.3g

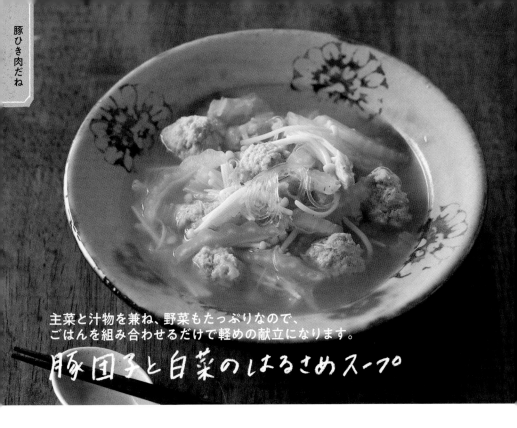

豚ひき肉だね

主菜と汁物を兼ね、野菜もたっぷりなので、
ごはんを組み合わせるだけで軽めの献立になります。

豚団子と白菜のはるさめスープ

材料（1人分）

豚ひき肉だね	**1/4量**
白菜	1枚（100g）
えのきたけ	30g
はるさめ（ショートタイプ・乾）	10g
鶏がらスープのもと（顆粒）	小さじ1/2
水	1と1/4カップ
塩	ミニスプーン1/3
こしょう	少量

作り方

1 白菜は細切りにする。えのきたけは石づきを切り除いて長さを半分に切ってほぐす。

2 なべにと鶏がらスープのもとと水を入れて中火にかけ、ふつふつしてきたら**豚ひき肉だね**を7等分してスプーンですくって入れる。

3 1分ほど煮たら**1**の白菜とえのきを加えてふたをずらしてのせ、2分ほど煮る。

4 はるさめを加えて1分ほど煮たら塩とこしょうを加えて味をととのえる。

1人分	たんぱく質	食塩相当量
155kcal	8.1g	1.4g

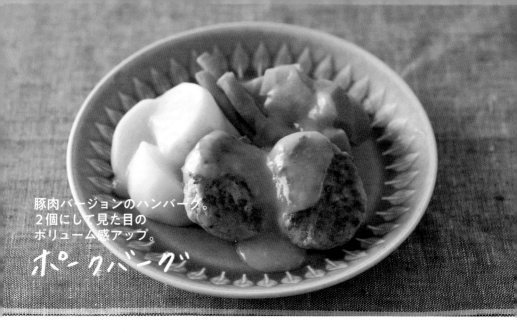

豚肉バージョンのハンバーグ。
2個にして見た目の
ボリューム感アップ。

ポークバーグ

材料（1人分）

豚ひき肉だね	**1/4量**
玉ねぎ	10g
サラダ油	小さじ1
バター（食塩不使用）	大さじ1/2（6g）
にんにく（すりおろし）	小さじ1/3
小麦粉	小さじ1

a
白ワイン	大さじ1
水	1/4カップ
スープのもと（顆粒）	小さじ1/2
塩	ミニスプーン1/6
こしょう	少量

レモンの搾り汁	小さじ1
かぶ	1/2個（40g）
にんじん	30g
さやいんげん	2本（20g）

1人分	たんぱく質	食塩相当量
233kcal	7.7g	1.2g

作り方

1 かぶは皮をむいてくし形切りにする。にんじんは皮をむいて乱切りに、さやいんげんは筋を除いて長さを半分に切る。なべに湯を沸かし、それぞれゆでてざるにあげる。器に盛り合わせる。

2 玉ねぎはみじん切りにし、**豚ひき肉だね**に混ぜる。2等分して小判形に丸める。

3 フライパンにサラダ油を入れて中火で熱し、**2**を入れる。焼き色がついたら裏返し、ふたをずらしてのせ、弱めの中火で2〜3分焼いてとり出し、**1**の器に盛る。

4 同じフライパンにバターとにんにくを入れて中火で熱し、香りが立ったら小麦粉を入れていためる。

5 全体に粉っぽさがなくなったら**a**を加えて混ぜ、とろみがつくまで1〜2分煮詰める。火を消してレモンの搾り汁を加える。**3**にかける。

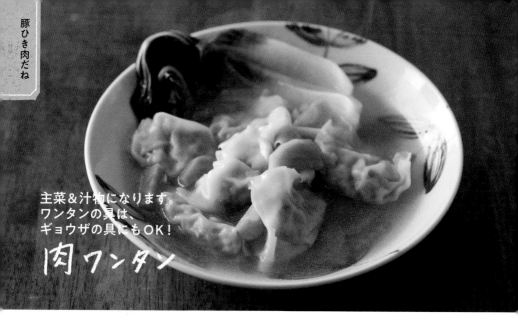

主菜＆汁物になります。
ワンタンの具は、
ギョウザの具にもOK！

肉ワンタン

材料（1人分）

豚ひき肉だね······················1/4量
キャベツ····························10g
にら·······························5 g
きくらげ（もどしたもの）······小 1 個

a ┌ しょうが（みじん切り）
　　└························小さじ1/2
　　ごま油·················小さじ1/2
　　オイスターソース·······小さじ1/2
　　砂糖····················小さじ1/2
　　かたくり粉··················小さじ1
　　└ こしょう···················少量

ワンタンの皮············ 6 枚（24g）
青梗菜····················1/2株（40g）
にんじん·························20g

┌ 鶏がらスープのもと（顆粒）
└························小さじ1/2
└ 水·····················3/4カップ
ごま油·····················小さじ1/2
酢（好みで）·····················適量

作り方

1 キャベツ、にら、きくらげはみじん切りにする。**豚ひき肉だね**に加え、**a**を加えて混ぜる。6 等分にしてワンタンの皮で包む。

2 青梗菜は根元を切り除き、1 枚ずつほぐす。にんじんは2mm厚さのいちょう切りにする。

3 なべにと水と鶏がらスープのもとと**2**のにんじんを入れて中火にかけ、ふつふつしてきたら2〜3分煮る。

4 **1**のワンタン、**2**の青梗菜を加えて1分ほど煮たら汁ごと器に盛り、ごま油をまわしかける。お好みで酢をかけていただいてもよい。

献立レシピ1：昼食の主菜＆副菜＆汁物に使用（108ページ参照）

1人分	たんぱく質	食塩相当量
238kcal	9.5g	1.5g

材料（1人分）

豚ひき肉だね	**1/4量**
キャベツ	1枚（80g）
小ねぎ	2〜3本（10g）
長芋	30g
紅しょうが	10g
サラダ油	小さじ1
a ［ 中濃ソース	小さじ1/2
みりん	小さじ1/2
削りガツオ	少量
青のり	少量

1人分	たんぱく質	食塩相当量
190kcal	9.0g	1.2g

作り方

1 キャベツ、紅しょうがはあらみじん切りにする。小ねぎは小口切りにする。長芋は皮をむいてすりおろす。

2 ボールに**豚ひき肉だね**と1を加えて混ぜる。

3 フライパンにサラダ油を入れて中火で熱し、2を丸く流し入れる。

4 焼き色がついたら裏返し、1〜2分ほど焼く。

5 器に盛り、合わせたaを塗って、好みで削りガツオと青のりをふる。

材料（1人分）

豚ひき肉だね	**1/4量**
玉ねぎ	10g
［ ピーマン	1個（25g）
小麦粉	小さじ1/2
トマト	1/2個（75g）
なす	1/2本（40g）
a ［ 乾燥パン粉	5g
にんにく（すりおろし）	
ミニスプーン1	
マヨネーズ	小さじ1
あらびき黒こしょう	
少量	
サラダ油	小さじ1

1人分	たんぱく質	食塩相当量
217kcal	8.6g	0.4g

作り方

1 玉ねぎはみじん切りにし、**豚ひき肉だね**に加えて混ぜる。ピーマンは縦に半割りにしてへたと種を除き、内側に小麦粉を薄くまぶす。肉だねを2等分してそれぞれに詰める。

2 トマトは1cm幅の半月切りにする。なすは1cm厚さの輪切りにする。

3 フライパンにaを合わせて弱火で3〜4分きつね色がつくまでいってとり出す。

4 同じフライパンをさっとふき、サラダ油を入れて中火で熱し、1のピーマンを肉側を下にして入れて焼く。なすも並べていっしょに焼く。

5 肉に焼き色がついたら裏返してふたをし、2〜3分焼く。

6 ふたをとり、トマトを並べて両面をさっと焼く。

7 器に盛り合わせ、3のパン粉をふりかける。

小麦粉を使わずに
長芋がつなぎです。
ふんわりとや
わらかい食感に
仕上がります。

一口
お好み焼き

定番の料理がうれしい。
いためたパン粉が香ばしさと
食感をプラスしてくれます。

ピーマンの肉詰め

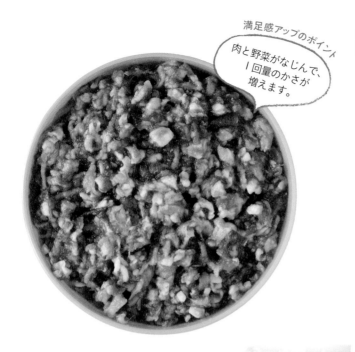

満足感アップのポイント

肉と野菜がなじんで、1回量のかさが増えます。

牛肉の野菜マリネ

あらく刻んだ牛肉にすりおろした野菜をもみ込みます。肉が野菜のうま味を吸ってやわらかくなります。

冷蔵保存：3〜4日

冷凍保存可

冷蔵保存と同様にする。

保存方法
1回分がとり出しやすいように、1/4量ずつラップに包んで密閉袋に入れる。

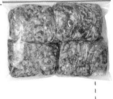

材料（4回分：牛肩ロース肉1回分40g）

牛肩ロース肉（こま切れ）	160g
玉ねぎ	50g
セロリ	50g
トマト	小1個（100g）

牛肩ロース肉1回量の目安

40g

たんぱく質
6.5g

エネルギー
127kcal

作り方

1 牛肩ロース肉はあらいみじん切りにする。

2 野菜はすべてすりおろし、牛肉にもみ込む。

全量（約360g）▶ 554kcal　たんぱく質 27.3g　食塩相当量 0.2g

1/4量（約90g）▶ 138kcal　たんぱく質 6.8g　食塩相当量 0.1g

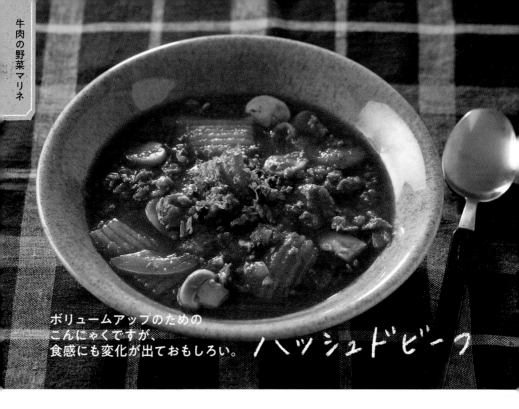

ボリュームアップのための
こんにゃくですが、
食感にも変化が出ておもしろい。　ハッシュドビーフ

材料（1人分）

牛肉の野菜マリネ………………**1/4量**
玉ねぎ………………………………30g
マッシュルーム（缶詰め・スライス）
……………………………………20g
刺身こんにゃく…………………50g
┌ オリーブ油………………小さじ1
└ にんにく（みじん切り）…小さじ1/2
　┌ デミグラスソース（市販品）
　│ ……………………………50g
　│ トマトピュレ…………大さじ1
a │ スープのもと（顆粒）…小さじ1/3
　│ こしょう…………………少量
　└ 水……………………1/4カップ
パセリ（みじん切り）……………少量

作り方

1　玉ねぎは縦に薄切りにする。

2　なべにオリーブ油とにんにくを入れ
　て中火にかけ、香りが立ったら1の
　玉ねぎをいためる。

3　しんなりとなったら**牛肉の野菜マリ
　ネ**とマッシュルームを順に加えてい
　ため、**a**を加える。

4　ふたをずらしてのせ、弱めの中火で
　5分ほど煮る。刺身こんにゃくを加
　えてさらに2〜3分煮て火を消す。

5　器に盛り、パセリを散らす。

1人分	たんぱく質	食塩相当量
245kcal	9.8g	1.4g

材料（1人分）

牛肉の野菜マリネ ················· **1/4量**

かぶ ···················· 大1/2個（70g）
まいたけ ························ 20g
にんじん ························ 20g
バター（食塩不使用）
················· 小さじI（4g）
しょうゆ ···················· 小さじI

1人分	たんぱく質	食塩相当量
197kcal	8.3g	1.0g

作り方

1 かぶは皮つきのまま3等分の半月切りにし、両面に格子状に切り込みを入れる。まいたけはほぐす。にんじんは皮をむき、細切りにする。

2 アルミ箔に**1**をかぶ、にんじん、まいたけの順に置き、**牛肉の野菜マリネ**をのせてバターを数か所に散らしておき、包む。

3 トースターの天板にのせ、15分ほど焼く。

4 食べるときに開いてしょうゆをまわしかける。好みでレモンなどを搾ってもよい。

材料（1人分）

a ┌ **牛肉の野菜マリネ** ········· **1/4量**
　└ サラダ油 ················· 小さじI
里芋 ······················· I個（40g）
サラダ油 ···················· 小さじI
　　┌ パン粉 ················· 大さじI
b ├ にんにく（すりおろし）
　　│ ················· ミニスプーンI
　　└ サラダ油 ··············· 小さじI
　　┌ ウスターソース ········· 小さじI
c ├ レモンの搾り汁 ········· 小さじI
　　└ 砂糖 ··············· ミニスプーン2
つ┌ サラダ菜 ······· 2〜3枚（20g）
け│
合├ オクラ ············· 2本（20g）
わ│
せ└ トマト ············· 1/2個（75g）

1人分	たんぱく質	食塩相当量
321kcal	9.1g	0.6g

作り方

1 フライパンに**b**のサラダ油を入れて中火にかけ、残りの**b**を加えてきつね色になるまでI〜2分いってとり出す。

2 里芋は洗って皮をむき、ラップをして電子レンジ（600W）でI分〜I分30秒加熱する。あら熱がとれたらつぶす。

3 フライパンに**a**のサラダ油を入れて中火で熱し、**牛肉の野菜マリネ**を入れていためて火を通す。ボールに**2**の里芋と合わせて混ぜる。2等分にして丸める。

4 フライパンにサラダ油を中火で熱し、**3**を両面に焼き色がつくまでI分ほど焼く。

5 オクラはがくのまわりをむき、ゆでて水にとる。トマトはくし形切りにする。

6 器にサラダ菜、**5**のオクラとトマト、**4**のコロッケを盛り合わせ、**1**をふりかけ、**c**を混ぜ合わせてまわしかける。

献立レシピ1：夕食の主菜に使用（110ページ参照）

ホイル焼きには
調味せず、焼き上がりに
しょうゆをかけるので
味がしっかり
感じられます。

牛肉とかぶのホイル焼き

香ばしくいったにんにく風味の
パン粉をかけることで、
揚げる手間とたんぱく質が減らせます。

牛肉入り里芋コロッケ

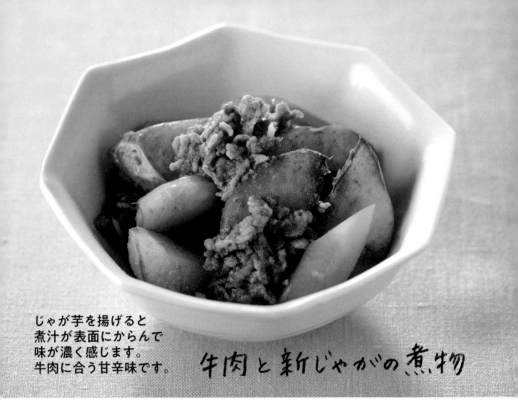

じゃが芋を揚げると
煮汁が表面にからんで
味が濃く感じます。
牛肉に合う甘辛味です。

牛肉と新じゃがの煮物

材料（1人分）

牛肉の野菜マリネ	1/4量
新じゃが芋	1個（50g）
スナップえんどう（またはさやえんどう）	
	2本（20g）
a だし	1/4カップ
酒	小さじ1
みりん	小さじ1
しょうゆ	小さじ1
砂糖	小さじ1/2
揚げ油	適量

1人分	たんぱく質	食塩相当量
224kcal	8.8g	1.0g

作り方

1 新じゃが芋は洗って水けをよくふき、皮つきのまま6等分のくし形切りにする。フライパンに油を深さ2cmほど入れて熱し、新じゃが芋を3〜4分素揚げする。

2 スナップえんどうはへたと筋を除いてゆで、水にとる。水けをきって斜め半分に切る。

3 なべに **a** を入れて中火で煮立て、**牛肉の野菜マリネ**を入れて軽くほぐす。沸騰したらアクを除き、**1** のじゃが芋を加えてふたをずらしてのせ、弱めの中火で2分ほど煮る。**2** のスナップえんどうを加えて火を消す。

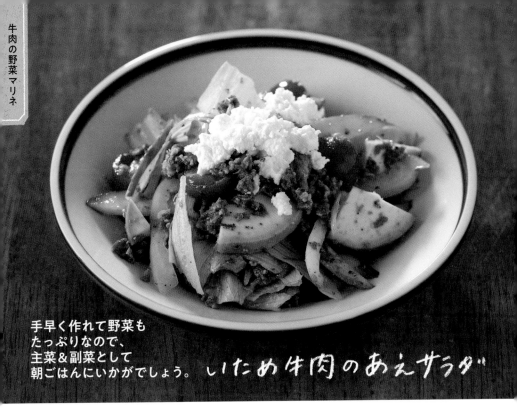

手早く作れて野菜も
たっぷりなので、
主菜＆副菜として
朝ごはんにいかがでしょう。 いため牛肉のあえサラダ

材料（1人分）

牛肉の野菜マリネ	1/4量
オリーブ油	小さじ1
レタス	1枚（40g）
きゅうり	1/2本（40g）
アボカド	1/4個（30g）
ミニトマト	2〜3個（30g）
黄パプリカ	10g
a 塩	ミニスプーン1
レモンの搾り汁	小さじ1
あらびき黒こしょう	少量
カテージチーズ	10g

1人分　たんぱく質　食塩相当量
265kcal　10.0g　1.4g

作り方

1 レタスは一口大に切る。きゅうりは縦半分に切り、斜め薄切りにする。アボカドは7〜8mm幅のいちょう切りにする。ミニトマトはへたを除いて半分に切り、黄パプリカは縦にせん切りにする。これらすべてをボールに合わせる。

2 フライパンにオリーブ油を入れて中火で熱し、**牛肉の野菜マリネ**をいためて火を通す。熱いうちに**1**に加えてあえる。

3 **a**を加えてあえ、器に盛ってカテージチーズをのせる。

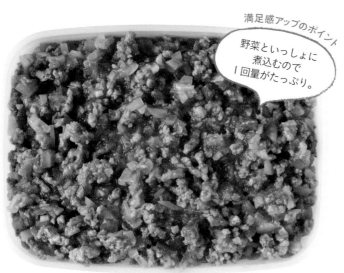

満足感アップのポイント

> 野菜といっしょに
> 煮込むので
> 1回量がたっぷり。

ミートソース

一度にたくさん作ったほうが作りやすいし、おいしく仕上がります。

冷蔵保存：4〜5日

冷凍保存可

冷蔵保存と同様にする。

保存方法

1回分がとり出しやすいように、1/4量ずつラップに包んで密閉袋に入れる。

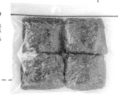

材料（4回分：牛豚ひき肉1回分35g）

牛豚ひき肉................140g
玉ねぎ..........1/4個（50g）
セロリ...........中1本（50g）
にんじん.....................30g
トマト........小1個（120g）
```
┌ にんにく（みじん切り）
│ .................小さじ1
└ サラダ油........小さじ1
```

a
```
┌ トマトピュレ
│ .................大さじ1
│ ナツメグ...........少量
└ こしょう...........少量
```

作り方

1 玉ねぎ、セロリ、にんじんは皮をむいて、それぞれみじん切りにする。トマトは1cm角に切る。

2 フライパンにサラダ油とにんにくを入れて中火にかけ、香りが立ったらトマト以外の1の野菜をいためる。

3 牛豚ひき肉を加えていため、肉の色が変わったらaと1のトマトを加えていためる。

4 ふつふつしてきたらふたをずらしてのせ、5分ほど煮詰める。

牛豚ひき肉（牛7対豚3）1回量の目安

35g

たんぱく質
6.0g

エネルギー
91kcal

献立レシピ3：昼食の主菜に使用（120ページ参照）

全量（約320g）▶ **476kcal**	たんぱく質 **26.6g**	食塩相当量 **0.3g**
1/4量（約80g）▶ **119kcal**	たんぱく質 **6.6g**	食塩相当量 **0.1g**

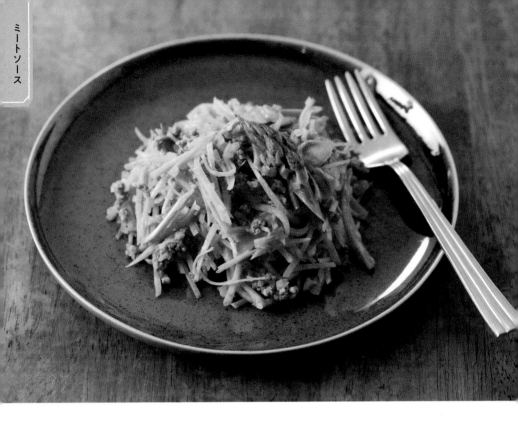

にんじんは歯ごたえが残る程度にいためて、
食べごたえを出します。

キャロットのミートソースいため

材料 (1人分)

ミートソース.................................**1/4量**
にんじん.................................1/2本 (80g)
グリーンアスパラガス.............1本 (20g)
サラダ油.................................小さじ1
┌ 塩.................................ミニスプーン1
└ こしょう.................................少量

作り方

1 にんじんは皮をむき、縦にせん切り
にする。アスパラガスは斜め薄切り
にする。

2 フライパンにサラダ油を入れて中火
で熱し、**1**のにんじんとアスパラガ
スをいためる。しんなりとなったら
ミートソースを加えていため、塩と
こしょうで味をととのえる。

1人分	たんぱく質	食塩相当量
189kcal	**7.8**g	**1.4**g

材料（1人分）

ミートソース·······························**1/4量**
春菊···80g
長ねぎ·························1/3本（30g）
マッシュルーム············2個（20g）

a
しょうゆ·························小さじ1
酢·································小さじ1
あらびき黒こしょう········少量
サラダ油·························小さじ1

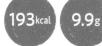

1人分 | **たんぱく質** | **食塩相当量**

193kcal | **9.9**g | **1.1**g

作り方

1 春菊は食べやすく切って冷水にさっと浸し、水けをきる。長ねぎは斜め薄切りにして冷水に5分ほど浸し、水けをきる。マッシュルームは薄切りにする。

2 ミートソースは電子レンジ（600W）で30秒加熱して温める。

3 ボールに **a** を順に入れて混ぜ合わせ、**1** と **2** を加えてあえる。

材料（1人分）

ミートソース·······························**1/4量**
かぼちゃ····································40g

a
カレー粉·························小さじ1
塩·····················ミニスプーン1
こしょう·························少量

春巻きの皮····························1枚
揚げ油························大さじ2〜3

パセリ·································適量
レモン（くし形切り）·············1切れ

1人分 | **たんぱく質** | **食塩相当量**

346kcal | **8.8**g | **1.3**g

作り方

1 かぼちゃは種を除き、ラップをして電子レンジ（600W）で1分加熱する。ボールに入れて皮ごとつぶす。**ミートソース** と **a** を加えて混ぜる。

2 春巻きの皮は縦に3等分に切り、**1** の1/3量をのせ、三角に折りながら包む。巻き終わりに水をつけてとめる（写真下参照）。同様にして合計3個作る。

3 フライパンに揚げ油を入れて中火で熱し、**2** の巻き終わりを下にして入れ、揚げ焼きにする。焼き色がついたら裏返して揚げ焼く。

4 器に盛り、好みでパセリやレモンを添える。

サモサの包み方

1 手前に具を乗せ、左下のスミを対角に折って三角形を作る。

2 三角の形を保つように折りながら包む。

3 巻き終わりは皮に水をつけてとめ、三角の端をしっかりとおさえてとめる。

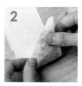
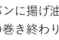

サラダにミートソースを
加えてあえます。
春菊の強い香りと
ミートソースが
合います。

春菊と長ねぎの
ミートサラダ

かぼちゃで作るのでほんのり甘くて、
ミートソースとカレーとの
味わいがベストマッチ！

サモサ風

77

主菜と主食を兼ねているので、昼食にぴったり。
マカロニは低たんぱく質のものを使います。

マカロニグラタン

材料（1人分）

ミートソース……………………………**1/4量**
粉チーズ……………………………………大さじ1
塩…………………………………ミニスプーン1
マカロニ（低たんぱく質のもの※）
……………………………………………50g
ブロッコリー………………………………30g
カリフラワー………………………………30g
エリンギ…………………………1/2本（20g）
オリーブ油…………………………………小さじ1

※乾50gあたり179kcal
たんぱく質0.2gのものを使用。

1人分	たんぱく質	食塩相当量
383kcal	12.0g	1.5g

作り方

1 マカロニは表示に従ってゆでる。ブロッコリー、カリフラワーは小房に分け、ゆでてざるにあげる。エリンギは小さめの乱切りにする。

2 **ミートソース**は粉チーズ半量と塩を加えて混ぜる。

3 耐熱皿に**1**を敷き詰め、**2**をかける。残りの粉チーズをふり、オリーブ油をまわしかけてトースターで10分ほど焼く。途中焦げそうならアルミ箔をかぶせる。

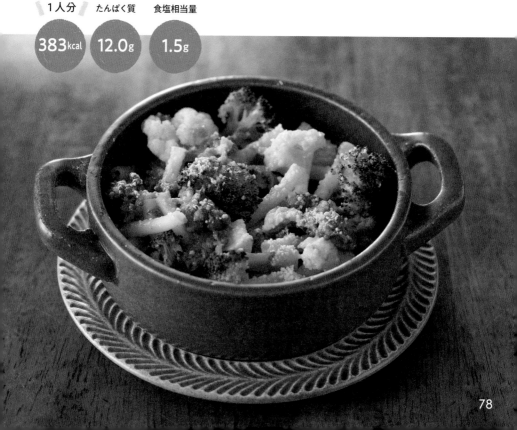

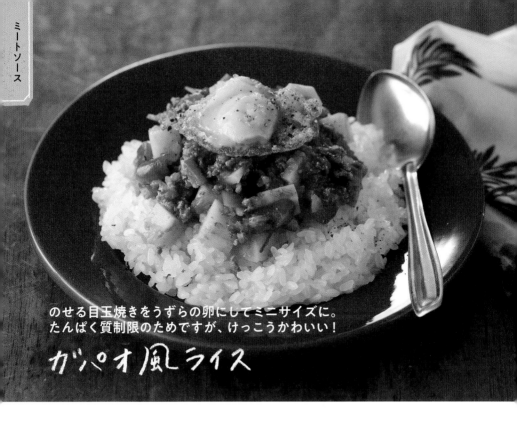

のせる目玉焼きをうずらの卵にしてミニサイズに。
たんぱく質制限のためですが、けっこうかわいい！

ガパオ風ライス

材料（1人分）

ミートソース	**1/4量**
ゆで竹の子	30g
ピーマン	1/2個（15g）
赤ピーマン	1/2個（15g）
a オイスターソース	大さじ1/2
酢	小さじ1/2
うずら卵	1個
サラダ油	小さじ1/2
たんぱく質調整ごはん（1/25）	180g
あらびき黒こしょう	少量

作り方

1 竹の子、ピーマン、赤ピーマンは1.5cm角に切る。なべに湯を沸かし、それぞれさっとゆでてざるにあげる。

2 **ミートソース**は耐熱ボールに入れて電子レンジ（600W）で1分ほど温め、**1**の野菜と**a**を加えて混ぜる。

3 フライパンにサラダ油を入れて中火で熱し、うずら卵を割り入れ目玉焼きを作る。

4 器にごはんを盛り、**2**をかけ、**3**をトッピングする。仕上げにこしょうをふる。

1人分 475kcal／たんぱく質 10.1g／食塩相当量 1.2g

魚のまとめ作りとおかず

魚を扱うのは、後片づけなどけっこう面倒。鮮度も落ちやすいので、一度に4回量分まとめ作りしておくと、後片づけも一回ですむうえに、保存がきくので一石二鳥。「漬けマグロ」以外は冷凍保存可能なので、多めにまとめ作りもできます。それに、料理を作るときに、時短になったり、手間が省けたり、計量が不要だったりと、いいことずくめです。

減塩のくふうなども盛り込んで、いろいろなアレンジ料理を紹介します。さまざまな料理を楽しんでください。

4回量をまとめ作りしておきます。1回の料理に1/4量ずつ使います。

魚の栄養データ一覧

魚類の1回量の目安は、たんぱく質6g程度含む重量とし、5g単位でまとめました。肉に比べ、魚自体にナトリウム（食塩相当量）を多く含んでいることをお忘れなく。「漬けマグロ」以外は冷凍可能。

アジ（マアジ）

1回量あたりの目安30g

| エネルギー | 38kcal |
| たんぱく質 | 5.9g |

100gあたり

エネルギー	126kcal
たんぱく質	19.7g
食塩相当量	0.3g

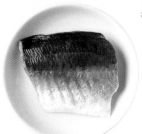

まとめ作り
アジフレーク
▼82ページ

サケ（シロサケ）

1回量あたりの目安25g

| エネルギー | 33kcal |
| たんぱく質 | 5.6g |

100gあたり

エネルギー	133kcal
たんぱく質	22.3g
食塩相当量	0.2g

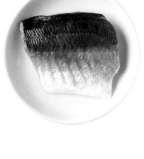

まとめ作り
サケのみりん漬け
▼88ページ

マグロ・赤身 (ミナミマグロ)

1回量あたりの目安 30g

- (エネルギー) 29kcal
- (たんぱく質) 6.5g

100gあたり

- (エネルギー) 95kcal
- (たんぱく質) 21.6g
- (食塩相当量) 0.1g

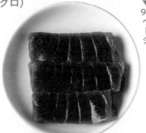

▼ 94ページ

まとめ作り 漬けマグロ

メカジキ

1回量あたりの目安 30g

- (エネルギー) 46kcal
- (たんぱく質) 5.8g

100gあたり

- (エネルギー) 153kcal
- (たんぱく質) 19.2g
- (食塩相当量) 0.2g

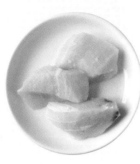

▼ 100ページ

まとめ作り メカジキのハーブマリネ

そのほかの魚の栄養データ

	1回量あたり			100gあたり		
	重量の目安	たんぱく質	エネルギー	たんぱく質	エネルギー	食塩相当量
イワシ(マイワシ)	30g	5.8g	51kcal	19.2g	169kcal	0.2g
カレイ(マガレイ)	30g	5.9g	29kcal	19.6g	95kcal	0.3g
サバ(マサバ)	30g	6.2g	74kcal	20.6g	247kcal	0.3g
サワラ	30g	6.0g	53kcal	20.1g	177kcal	0.2g
スズキ	30g	5.9g	37kcal	19.8g	123kcal	0.2g
タイ(マダイ・養殖)	30g	6.3g	53kcal	20.9g	177kcal	0.1g
タラ(マダラ)	35g	6.2g	27kcal	17.6g	77kcal	0.3g

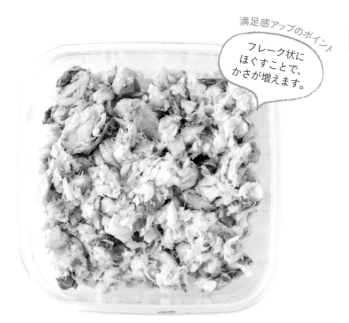

満足感アップのポイント

フレーク状に
ほぐすことで、
かさが増えます。

アジフレーク

酒をふって電子レンジ加熱してほぐします。生の魚を扱うより、手軽に使えます。

冷蔵保存：4〜5日

冷凍保存可

冷蔵保存と同様にする。

保存方法

1回分がすぐに使えるように4等分に小分けし、ラップに包んで密閉袋に入れる。

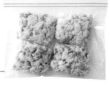

材料（4回分：アジ1回分30g）

アジ（マアジ）※……小2尾260g（正味120g）
酒……………………………………大さじ1

※三枚おろしになったものでもよい。サワラやサバでも代用可。どちらも1回量の目安は30g。

作り方

1　アジは三枚におろし、酒をもみ込んで5分ほどおく。耐熱皿に並べ、ラップをして電子レンジ（600W）で1分20秒〜1分30秒加熱する。あら熱がとれたら小骨をとり除き、あらくほぐす。

アジ（マアジ）1回量の目安

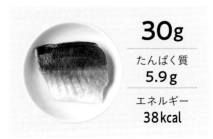

30g

たんぱく質
5.9g

エネルギー
38kcal

全量（約120g）▶161kcal	たんぱく質 **22.4g**	食塩相当量 **0.3g**
1/4量（約30g）▶40kcal	たんぱく質 **5.6g**	食塩相当量 **0.1g**

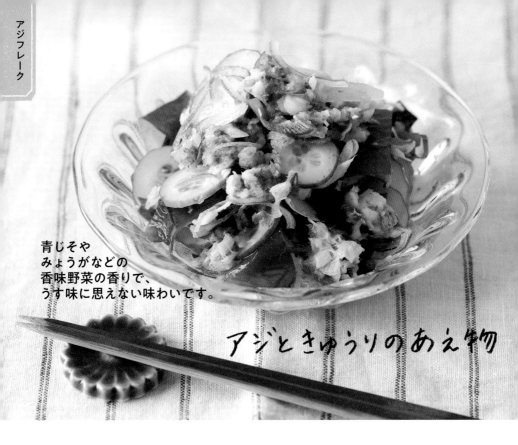

青じそや
みょうがなどの
香味野菜の香りで、
うす味に思えない味わいです。

アジときゅうりのあえ物

材料（１人分）

アジフレーク	**1/4量**
きゅうり	１本（100g）
青じそ	１枚
みょうが	1/2個（10g）
わかめ（もどしたもの）	10g
a ┌ サラダ油	小さじ1/2
酢	小さじ１
しょうゆ	小さじ1/2
└ 砂糖	小さじ1/2

１人分	たんぱく質	食塩相当量
85kcal	7.1g	0.7g

作り方

1 きゅうりは半分はすりおろしてざる
にあげ、軽く汁けをきる。残りは小
口切りにする。

2 青じそはせん切り、みょうがは縦半
分に切って斜め薄切りにし、合わせ
て冷水に５分ほど浸して水けをきる。
わかめは一口大に切ってさっとゆで
て水にとる。

3 ボールに **a** を入れて混ぜ合わせ、**ア
ジフレーク** と **1** のきゅうりと **2** の香
味野菜とわかめを加えてあえる。

材料（1人分）

アジフレーク **1/4量**
ゴーヤー .... 1/3本（100g）
黄パプリカ .... 1/4個（40g）
トマト .... 1/2個（60g）
サラダ油 小さじ1
a ［ ナンプラー .... 小さじ1弱※
　 ［ こしょう .... 少量

※塩ミニスプーン1でもよい。

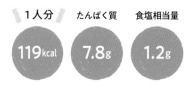

1人分	たんぱく質	食塩相当量
119kcal	7.8g	1.2g

作り方

1 ゴーヤーは縦半分に切って種を除き、5mm幅の半月切りにする。黄パプリカは縦に細切りにする。ゴーヤーとパプリカをいっしょにさっとゆでてざるにあげる。トマトは乱切りにする。

2 フライパンにサラダ油を入れて中火で熱し、**アジフレーク**と**1**の野菜を入れていためる。**a**を加えて調味し、ひといためして火を消す。

献立レシピ3：夕食の主菜に使用（122ページ参照）

材料（1人分）

アジフレーク **1/4量**
グリーンアスパラガス
　　　　　　　　　 .... 2本（40g）※
ゆで竹の子 50g
榨菜（ざーさい） 10g
a ［ しょうが（せん切り） 2g
　 ［ ごま油 小さじ1/2
　 ［ 鶏がらスープのもと（顆粒）
　 ［ 小さじ1/3
　 ［ こしょう .... 少量
　 ［ かたくり粉 小さじ1/2
　 ［ 水 1/4カップ

※もしくはオクラでもよい。

1人分	たんぱく質	食塩相当量
93kcal	8.7g	0.8g

作り方

1 グリーンアスパラガスは3cm長さの斜め切りにする。竹の子は乱切りにする。合わせてゆで、ざるにあげてゆで湯をきって器に盛る。

2 榨菜はあらみじん切りにし、水に5分ほど浸す。水けをきる。

3 なべに**a**を入れて中火にかけ、ふつふつしてきたら**アジフレーク**と**2**の榨菜を入れてひと煮立ちさせてあんを作り、**1**にかける。

魚のフレークもいため物に合います。
副菜を兼ねるくらいたっぷりの野菜を使っています。

アジとゴーヤーの
いため物

アジのあんはうま味がたっぷりで
野菜にからみ、ボリューム感があります。

アスパラと竹の子の
アジあんかけ

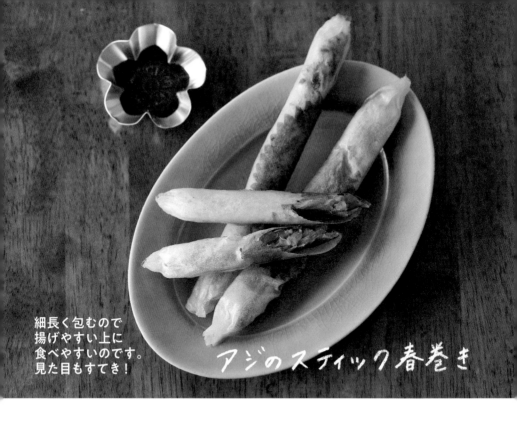

細長く包むので
揚げやすい上に
食べやすいのです。
見た目もすてき！

アジのスティック春巻き

材料（1人分）

アジフレーク	1/4量
春巻きの皮	1と1/2枚
にんじん	30g
長ねぎ	1/3本（30g）
青じそ	3枚
揚げ油	大さじ2〜3
a 酢	小さじ1/2
しょうゆ	小さじ1/2
こしょう	少量

作り方

1 にんじんは皮をむき、長ねぎととも
　に4〜5cm長さのせん切りにする。

2 春巻きの皮1枚分を半分に切る（1/2
　枚分を3切れ用意する）。

3 春巻きの皮に青じそを1枚ずつ置き、
　1のにんじんと長ねぎ、**アジフレー
　ク**を1/3量ずつ縦長にのせ、皮の縁
　に水を塗り、細長い棒状に包み、巻
　き終わりに水を塗ってとめ、両端を
　ねじってとめる。合計3本作る。

4 フライパンに油を入れて中火で熱し、
　2を巻き終わりを下にして入れて揚
　げ焼きにする。裏返して同様に焼く。
　aを合わせて添える。

1人分 241kcal　たんぱく質 8.3g　食塩相当量 0.6g

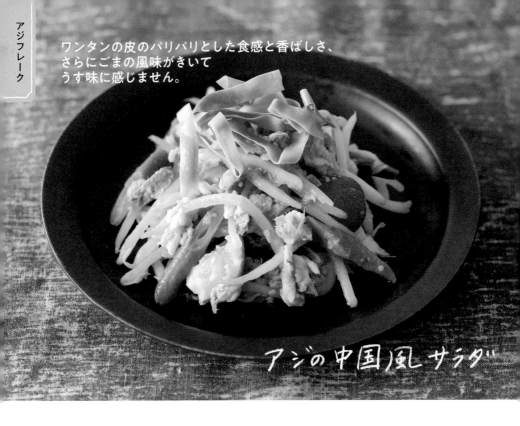

ワンタンの皮のパリパリとした食感と香ばしさ、
さらにごまの風味がきいて
うす味に感じません。

アジの中国風サラダ

材料（1人分）

アジフレーク	**1/4量**
もやし	50g
さやいんげん	2本(20g)
ラディッシュ	1個(10g)
⌈ ワンタンの皮	1枚
⌊ サラダ油	小さじ1/2
⌈ ごま油	小さじ1
│ 酢	小さじ1
a オイスターソース	小さじ1/2
│ 砂糖	小さじ1/2
⌊ すり白ごま	小さじ1/2

1人分	たんぱく質	食塩相当量
138kcal	7.6g	0.5g

作り方

1 もやしはできればひげ根を除く。さやいんげんはへたを除き、斜め切りにする。いっしょにさっとゆでてざるにあげる。ラディッシュはめん棒などでたたき割ってほぐす。

2 ワンタンの皮は細切りにし、サラダ油を絡めてトースターで2〜3分カリッとするまで焼く。

3 ボールに**a**を入れて混ぜ合わせ、**アジフレーク**と**1**の野菜を加えてあえる。

4 器に盛って**2**のワンタンの皮をトッピングする。

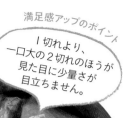

満足感アップのポイント

１切れより、
一口大の２切れのほうが
見た目に少量さが
目立ちません。

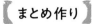

【 まとめ作り 】

サケのみりん漬け

調味液につけてうすく下味をつけておきます。そうすると調理のときの調味料が少なくてすみます。

冷蔵保存：３日

冷凍保存可

２切れずつ重ならないようにラップに包んで密閉袋に平らに並べる。

保存方法
密閉袋に入れて、空気をできるだけ抜いて閉じる。

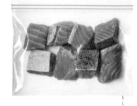

材料（4回分：サケ1回分25g）

生サケ（シロサケ）※⋯⋯⋯⋯ １切れ（100g）

a
- みりん⋯⋯⋯⋯⋯⋯⋯⋯⋯⋯小さじ１
- 酒⋯⋯⋯⋯⋯⋯⋯⋯⋯⋯⋯⋯小さじ1/2
- しょうゆ⋯⋯⋯⋯⋯⋯⋯⋯⋯小さじ1/2

※タラでも代用可。１回量の目安は35g。

作り方

1 サケは８等分に切る。

2 ａを混ぜ合わせ、１のサケを漬け込む。

サケ（シロサケ）1回量の目安

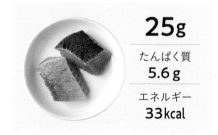

25g

たんぱく質
5.6g

エネルギー
33kcal

全量（約110g）▶152kcal	たんぱく質 22.6g	食塩相当量 0.6g
1/4量（2切れ）▶38kcal	たんぱく質 5.6g	食塩相当量 0.2g

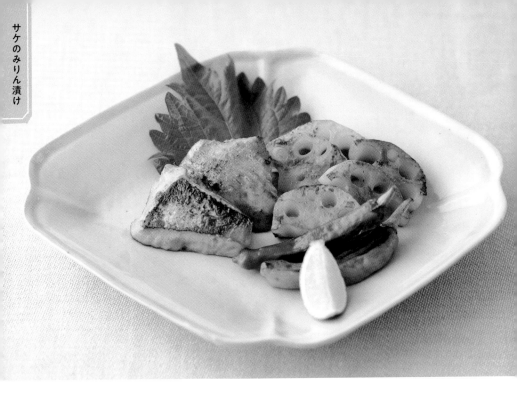

下味がついているので焼くだけ。
いっしょに野菜を焼いて添えるので手間いらず。

焼きサケ 焼き野菜添え

材料（1人分）

サケのみりん漬け............................**1/4量**
ししとうがらし....................2本（10g）
れんこん.......................................30g
サラダ油....................................小さじ1
しょうゆ..................................小さじ1/2
青じそ...1枚
すだち（くし形切り）....................1切れ

1人分	たんぱく質	食塩相当量
100kcal	6.6g	0.7g

作り方

1 ししとうは切り込みを入れる。れんこんは皮をむいて1.5cm幅の半月切りにし、水に5分ほど浸す。

2 フライパンにサラダ油を入れて中火で熱し、1のししとうとれんこん、**サケのみりん漬け**を入れて両面焼き色がつくまで2〜3分ずつ焼く。ししとうとれんこんにしょうゆをまわしかけて火を消す。

3 器に青じそやすだちとともに盛り合わせる。

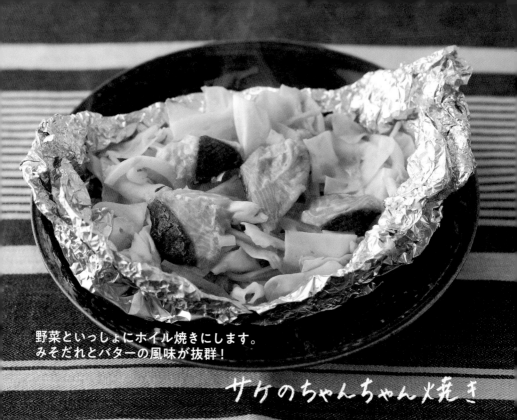

野菜といっしょにホイル焼きにします。
みそだれとバターの風味が抜群！

サケのちゃんちゃん焼き

材料（1人分）

サケのみりん漬け	1/4量
キャベツ	1枚（80g）
玉ねぎ	30g
にんじん	20g
a ┌ みそ	小さじ1/2
├ 酒	小さじ1
└ 塩	ミニスプーン1/2
バター（食塩不使用）	小さじ1（4g）

作り方

1 キャベツは一口大に切る。玉ねぎは横に薄切りにする。にんじんは皮をむいてせん切りにする。**サケのみりん漬け**は1切れを半分ずつに切る。

2 アルミ箔に**1**の野菜を置き、サケをのせて、**a**を混ぜ合わせてかける。バターをのせて包み、トースターで10分ほど焼く。

1人分 **114**kcal
たんぱく質 **7.5**g
食塩相当量 **1.2**g

献立レシピ2：夕食の主菜に使用（116ページ参照）

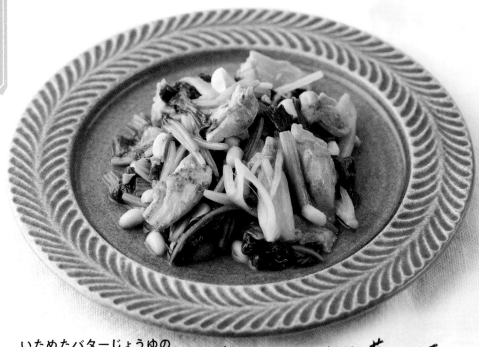

いためたバターじょうゆの
香ばしさがサケとぴったり。

サケとほうれん草のソテー

材料（1人分）

サケのみりん漬け	**1/4量**
ほうれん草	80g
コーン缶詰め（ホール）	大さじ1（10g）
バター（食塩不使用）	小さじ1（4g）
しょうゆ	小さじ1/2

作り方

1 ほうれん草はゆでて水にとり、水け
をきって3㎝幅に切る。

2 フライパンにバターを入れて中火で
熱し、**サケのみりん漬け**を入れて両
面焼いて火を通す。

3 1のほうれん草とコーンを加え、サ
ケをほぐしながらいため合わせ、仕
上げにしょうゆをまわし入れ、火を
消す。

1人分	たんぱく質	食塩相当量
93kcal	7.5g	0.7g

材料（1人分）

[**サケのみりん漬け**	1/4量
かたくり粉	小さじ1]
ごぼう	30g
かぶ	1/2個（40g）
にんじん	30g
揚げ油	適量
塩	ミニスプーン1/2
レモン（くし形切り）	1切れ

1人分	たんぱく質	食塩相当量
128kcal	6.7g	0.8g

作り方

1 **サケのみりん漬け**はかたくり粉をまぶして、5分ほどおいてなじませる。ごぼうは乱切り、かぶは皮つきのままくし形切り、にんじんは皮をむいて乱切りにする。

2 フライパンに油を深さ1cmほど入れて中火で熱し、1のサケと野菜を順にカリッとするまでそれぞれ1〜2分ずつ揚げる。

3 器に盛り合わせ、塩を全体にふってレモンを添える。

材料（1人分）

[**サケのみりん漬け**	1/4量
小麦粉	小さじ1/2]
サラダ油	小さじ1
紫玉ねぎ	30g
セロリ	30g
貝割れ菜	20g

	[赤とうがらし（小口切り）	少量
	しょうが（せん切り）	2g
南蛮酢	酢	小さじ1
	しょうゆ	小さじ1
	砂糖	小さじ1
	だし	小さじ2]

1人分	たんぱく質	食塩相当量
120kcal	7.1g	1.1g

作り方

1 紫玉ねぎは縦に薄切り、セロリは斜め薄切り、貝割れ菜は根を切り落として長さを半分に切り、すべて合わせて冷水に5分ほど浸す。ざるにあげて水けをしっかりきる。

2 ボールに南蛮酢の材料を入れて混ぜ合わせる。

3 **サケのみりん漬け**は小麦粉をまぶす。フライパンにサラダ油を入れて中火で熱し、両面焼き色がつくまで焼いて火を通す。熱いうちに2の南蛮酢をからめてなじんだら1の野菜を加えてあえる。

かたくり粉をまぶして
色よく揚げます。
揚げたてのものに塩をふって
塩味を引き立てます。

サケの竜田揚げ

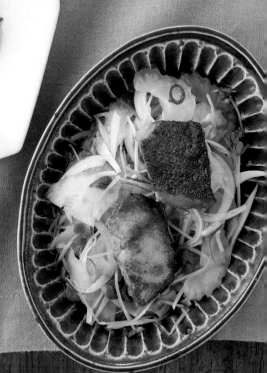

サケは熱いうちに
南蛮酢をからめると
しっかり味がつきます。

サケの南蛮漬け

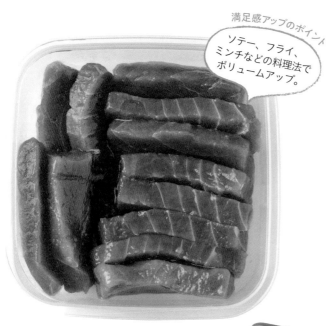

満足感アップのポイント

ソテー、フライ、ミンチなどの料理法でボリュームアップ。

漬けマグロ

漬けだれにつけておくと数日もちますし、アレンジが広がります。

冷蔵保存：2〜3日

冷凍保存不可

保存方法
身が崩れないように保存容器に並べて入れる。

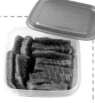

材料
（4回分：マグロ・赤身1回分30g）

マグロ・赤身（ミナミマグロ）
........................小1さく（120g）

a
しょうゆ............小さじ1/2
みりん............小さじ1
しょうがの搾り汁............小さじ1/2

作り方
1 マグロは12等分にスライスする。

2 aを混ぜ合わせてマグロにもみ込む。

**マグロ・赤身（ミナミマグロ）
1回量の目安**

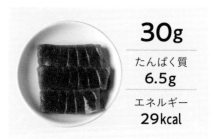

30g
たんぱく質
6.5g

エネルギー
29kcal

全量（約130g）▶**131kcal**	たんぱく質 **26.2g**	食塩相当量 **0.6g**
1/4量（3切れ）▶**33kcal**	たんぱく質 **6.5g**	食塩相当量 **0.1g**

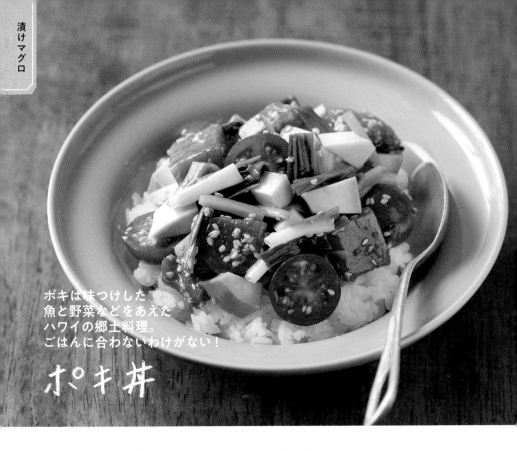

ポキは味つけした
魚と野菜などをあえた
ハワイの郷土料理。
ごはんに合わないわけがない！

ポキ丼

材料（1人分）

漬けマグロ		1/4量
a	しょうゆ	小さじ1
	砂糖	ひとつまみ
	ごま油	小さじ1/2
	白ごま	小さじ1/2
アボカド		1/4〜1/5個（30g）
ミニトマト		3個（30g）
小ねぎ		20g
たんぱく質調整ごはん（1/25）		180g

作り方

1 **漬けマグロ**は1切れを3等分ずつに切って**a**をあえる。

2 アボカドは1cm角に切り、ミニトマトはへたを除いて2等分に切る。小ねぎはゆでて水にとり、2cm長さに切る。これらを**1**に加えてあえる。

3 器にごはんを盛り、**2**をのせる。

1人分	たんぱく質	食塩相当量
425kcal	8.8g	1.0g

献立レシピ2：昼食の主食&主菜に使用（114ページ参照）

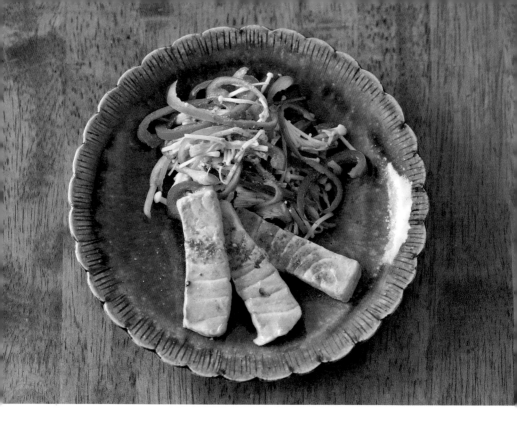

マグロは表面だけに軽く火を通します。
焼きすぎると身が縮んでかたくなるので要注意。

漬けマグロのソテー

材料（1人分）

漬けマグロ	**1/4量**
ピーマン	1/2個（15g）
赤ピーマン	1/2個（15g）
えのきたけ	30g
サラダ油	小さじ1
しょうゆ	小さじ1/2
七味とうがらし	適量

1人分	たんぱく質	食塩相当量
87kcal	7.8g	0.5g

作り方

1 ピーマンと赤ピーマンはともに縦にせん切りにする。えのきたけは石づきを切り落として長さを半分に切る。

2 フライパンにサラダ油を入れて中火で熱し、1のピーマンとえのきをいためる。すみで漬けマグロの両面をさっと焼き、しょうゆを全体にまわしかける。

3 器に盛り合わせ、好みで七味をふる。

にんにくの香りととうがらしの辛味をきかせることで、
うす味を感じさせない味わいになります。

マグロと小松菜のペペロン風

材料（1人分）

漬けマグロ	1/4量
小松菜	60g
黄パプリカ	1/4個（40g）
a 〔 にんにく（薄切り）	1〜2枚
赤とうがらし（小口切り）	少量
オリーブ油	小さじ1
〔 塩	ミニスプーン1
あらびき黒こしょう	少量

1人分	たんぱく質	食塩相当量
91kcal	7.8g	1.3g

作り方

1 小松菜はさっとゆでて水にとり、水けを絞る。5cm長さに切る。黄パプリカは縦に細切りにしてさっとゆで、ざるにあげる。

2 フライパンにオリーブ油と**a**を入れて中火にかけ、香りが立ったら**漬けマグロ**と**1**の小松菜とパプリカを加えてマグロをほぐしながらいためる。マグロに火が通ったら、塩で調味する。

3 器に盛り、こしょうをふる。

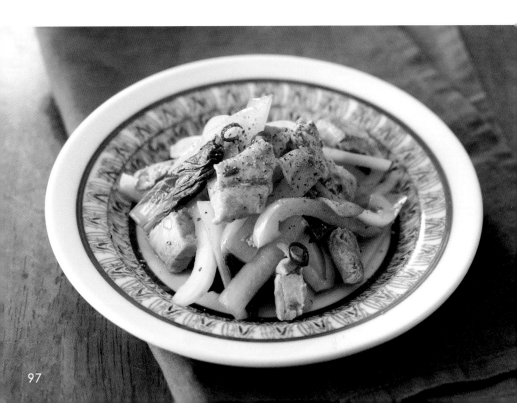

材料（1人分）

漬けマグロ ································· 1/4量

衣 ┌ 小麦粉 ┐
　 │ とき卵 │ ················· 各適量
　 └ パン粉 ┘

大根 ························· 50g
にんじん ····················· 30g
揚げ油 ······················· 適量
フリルレタス ··········· 1〜2枚(20g)

a ┌ 中濃ソース ············· 小さじ1
　│ レモンの搾り汁 ········· 小さじ1
　└ 砂糖 ················ ミニスプーン1

作り方

1 **漬けマグロ**は衣を小麦粉、とき卵、パン粉の順につける。大根とにんじんは皮をむき、乱切りにする。

2 フライパンに揚げ油を深さ1cmほど入れて中火で熱し、**1**のマグロと野菜をそれぞれ揚げる。

3 器にレタスを敷き、**2**を盛り合わせ、**a**を混ぜ合わせて全体にかける。

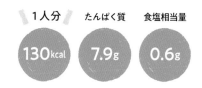

1人分	たんぱく質	食塩相当量
130kcal	7.9g	0.6g

材料（1人分）

漬けマグロ ································· 1/4量
玉ねぎ ······················ 10g

a ┌ パン粉 ················· 大さじ1
　│ うずら卵 ··············· 1個
　│ 塩 ············· ミニスプーン1/2
　└ こしょう ················· 少量

オリーブ油 ·············· 小さじ1

┌ ミックスベジタブル (冷凍)
│ ······················· 50g
└ 塩 ············· ミニスプーン1/4

作り方

1 **漬けマグロ**は包丁でミンチ状になるまでたたき刻む。玉ねぎはみじん切りにする。ともにボールに入れて**a**を加えて混ぜる。平らな小判形に丸める。

2 フライパンにオリーブ油を入れて中火で熱し、**1**を両面焼き色がつくまで焼く。すみでミックスベジタブルをいためて塩をふり、マグロバーグといっしょに盛り合わせる。

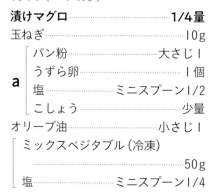
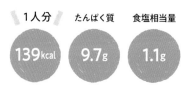

1人分	たんぱく質	食塩相当量
139kcal	9.7g	1.1g

そのままフライに。

マグロフライ

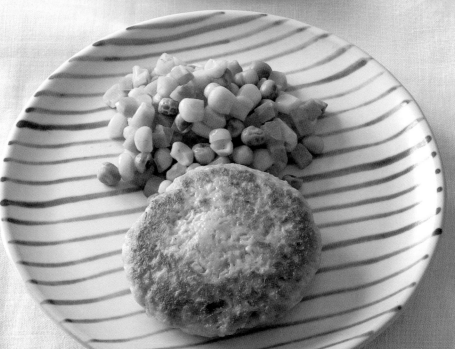

漬けマグロをミンチにして焼きます。
肉よりやさしい味わいです。

マグロバーグ

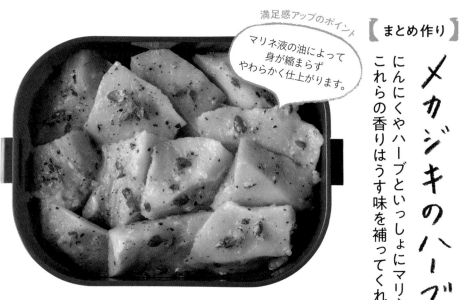

メカジキのハーブマリネ

にんにくやハーブといっしょにマリネします。これらの香りはうす味を補ってくれます。

満足感アップのポイント
マリネ液の油によって身が縮まらずやわらかく仕上がります。

冷蔵保存：3日

冷凍保存可

3切れずつ重ならないようにラップに包んで密閉袋に平らに並べる。

保存方法
1切れずつとり出しやすいように保存容器に入れる。

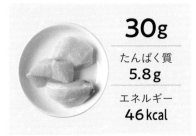

材料（4回分：メカジキ1回分30g）

メカジキ		120g（大1枚）
マリネ液	にんにく（すりおろし）	小さじ1/2
	オリーブ油	小さじ1
	酒	大さじ1/2
	あらびき黒こしょう	少量
	パセリやタイムなどのハーブ（みじん切り）	適量

メカジキ1回量の目安

30g

たんぱく質
5.8g

エネルギー
46kcal

作り方

1 メカジキは12等分に切る。

2 1のメカジキにマリネ液をもみ込む。

全量（約140g）▶233kcal	たんぱく質 23.3g	食塩相当量 0.2g
1/4量（3切れ）▶58kcal	たんぱく質 5.8g	食塩相当量 0.1g

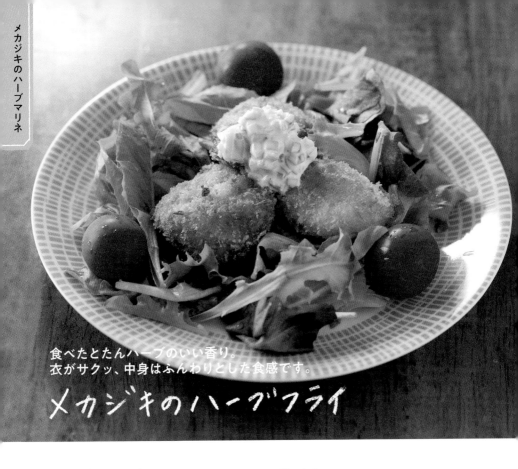

食べたとたんハーブのいい香り。
衣がサクッ、中身はふんわりとした食感です。

メカジキのハーブフライ

材料（1人分）

メカジキのハーブマリネ············1/4量

衣 ［ 小麦粉
　　 とき卵 ］············各適量
　　 パン粉

揚げ油···························適量
ベビーリーフ·····················20g
ミニトマト···············3個（30g）

タルタルソース ［ マヨネーズ···········小さじ1/2
　　　　　　　 ヨーグルト···········小さじ1/2
　　　　　　　 ピクルス（スイート、みじん切り）
　　　　　　　 ···························5g
　　　　　　　 塩···········ミニスプーン1/4 ］

作り方

1 **メカジキのハーブマリネ**は衣を小麦粉、とき卵、パン粉の順につける。フライパンに揚げ油を深さ1cmほど入れて中火で熱し、カリッとするまで両面40〜50秒ずつ揚げる。

2 器に1のフライ、ベビーリーフ、ミニトマトを盛り合わせ、タルタルソースの材料を合わせてかける。

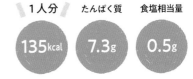

1人分	たんぱく質	食塩相当量
135kcal	7.3g	0.5g

メカジキは肉の食感に似ているので、
シチューにも合います。

メカジキのシチュー

材料（1人分）

メカジキのハーブマリネ················1/4量
玉ねぎ·····································30g
にんじん···································30g
マッシュルーム······················2個(20g)
ブロッコリー······························20g
サラダ油··························小さじ1
a ┌ 小麦粉······················小さじ1/2
   │ スープのもと (顆粒)·······小さじ1/2
   │ 塩··················ミニスプーン1/3
   └ こしょう························少量
水····································1/2カップ
牛乳··································1/4カップ

1人分	たんぱく質	食塩相当量
169kcal	9.7g	1.2g

作り方

1 玉ねぎは縦に薄切り、にんじんは皮をむいて乱切り、マッシュルームは半分に切る。

2 なべにサラダ油を入れて中火で熱し、**1**を順に加えていためる。しんなりとなったら**a**をふり入れる。

3 水を加え、ふつふつしてきたらふたをして弱めの中火で10分ほど煮る。

4 ブロッコリーは小房に分けてさっとゆでる。

5 **3**に**メカジキのハーブマリネ**を加えてさらに2〜3分煮たら牛乳と**4**のブロッコリーをを加えてひと煮立ちさせて火を消す。

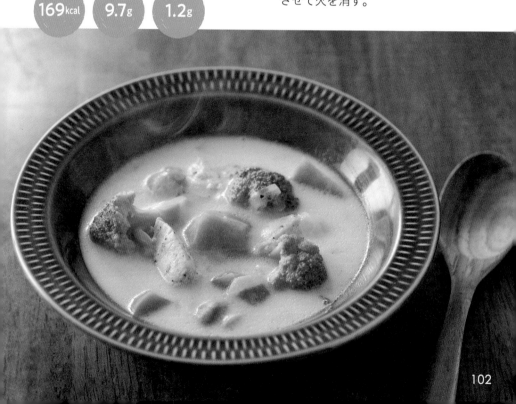

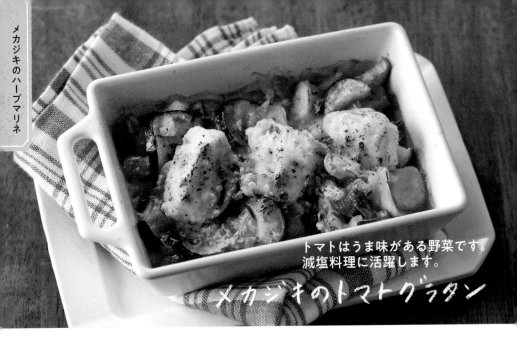

トマトはうま味がある野菜です。
減塩料理に活躍します。

メカジキのトマトグラタン

材料（1人分）

メカジキハーブマリネ	**1/4量**
玉ねぎ	30g
エリンギ	小１本（30g）
なす	1/2本（40g）
トマト	小１個（100g）
サラダ油	小さじ１
a ［トマトケチャップ	小さじ１
塩	ミニスプーン3/4
こしょう	少量
［小麦粉	小さじ１
バター（食塩不使用）	5g
パセリ（みじん切り）	少量

作り方

1 玉ねぎはあらいみじん切りにする。エリンギは傘と軸に切り分け、傘は縦に６等分に切り、軸は輪切りにする。なすは５mm幅の半月切りにする。トマトは１cm角に切る。

2 バターは冷たいうちにあらみじんに刻み、小麦粉とさっくりと混ぜる（写真下参照）。

3 フライパンにサラダ油を入れて中火で熱し、1を順に加えていためる。aを加えて調味する。

4 耐熱容器に3をしき、**メカジキのハーブマリネ**をのせて2を全体に散らす。トースターで10分ほど焼く。途中焦げそうならアルミ箔をかぶせる。仕上げにパセリをふる。

1人分	たんぱく質	食塩相当量
196kcal	8.5g	1.2g

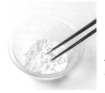

小麦粉は練らないように、バターの表面に小麦粉をまぶすように混ぜる。

材料（1人分）

	メカジキのハーブマリネ	1/4量
	サラダ油	小さじ1
a	塩麹（市販品※）	小さじ1
	酒	小さじ1
	水菜	50g
	赤パプリカ	10g
	サラダ油	小さじ1/2
	塩	ミニスプーン1/6

※使用した塩麹は塩分10.9%のもの。

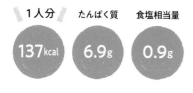

1人分	たんぱく質	食塩相当量
137kcal	6.9g	0.9g

作り方

1 水菜は5cm長さに切る。赤パプリカは縦にせん切りにする。なべに湯を沸かし、いっしょにさっとゆでて水にとり、水けを絞る。サラダ油をまぶして塩をふってあえる。

2 フライパンにサラダ油を入れて中火で熱し、**メカジキのハーブマリネ**を両面焼き色がつくまでソテーして火を通す。**a**を加えて調味する。

3 器に**1**を盛り、**2**をのせる。

材料（1人分）

メカジキのハーブマリネ		**1/4量**
しめじ		
しいたけ		合わせて80g
えのきたけ		
ほうれん草		60g
	にんにく（みじん切り）	
		小さじ1/2
	サラダ油	小さじ1
	カレー粉	小さじ1
a	塩	ミニスプーン1
	こしょう	少量

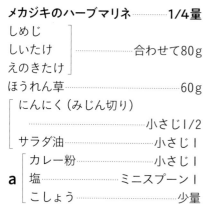

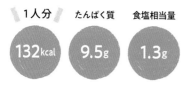

1人分	たんぱく質	食塩相当量
132kcal	9.5g	1.3g

作り方

1 しめじ、しいたけ、えのきたけは石づきを落とす。しめじはほぐし、しいたけは薄切り、えのきたけは長さを半分に切ってほぐす。ほうれん草はゆでて水にとる。水けを絞って3cm長さに切る。

2 フライパンにサラダ油とにんにくを入れて中火にかけ、香りが立ったら**メカジキのハーブマリネ**を入れて両面焼く。

3 **1**のきのこ類とほうれん草を加え、メカジキをほぐしながらいためる。全体がなじんだら水大さじ1をふり入れる。**a**を加えて調味し、ひといためして火を消す。

メカジキは
火を通しすぎないように
ソテーしましょう。

メカジキのソテー

カレーの風味は
減塩に効果絶大!

メカジキときのこの
カレーいため

105

たんぱく質一日40gの献立例

この本で紹介した料理（主菜）を使って、一日のたんぱく質摂取量が40g、塩分摂取量が6g以下、エネルギー1600〜1800kcalの献立例を3日間分紹介します。毎日続けやすいように、「主菜」にあと2品——「主食」と「副菜や汁物やデザート」を組み合わせた簡単献立です。

朝食

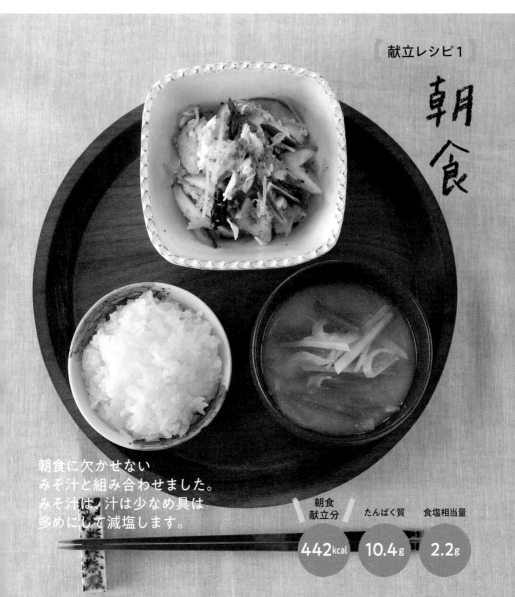

朝食に欠かせない
みそ汁と組み合わせました。
みそ汁は、汁は少なめ具は
多めにして減塩します。

朝食献立分	たんぱく質	食塩相当量
442kcal	10.4g	2.2g

[主食] たんぱく質調整ごはん (1/25) 180g

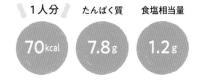

1人分	たんぱく質	食塩相当量
292kcal	0.2g	0g

[主菜] 鶏ささ身ときゅうりの翡翠おろしあえ

(33ページ参照)

1人分	たんぱく質	食塩相当量
70kcal	7.8g	1.2g

[副菜] しゃきしゃきじゃが芋のみそ汁

材料 (1人分)

じゃが芋 ……………………………… 30g
にんじん ……………………………… 10g
玉ねぎ ………………………………… 10g
だし ………………………………… 1/2カップ
a ┌ 甘酒 ……………………………… 大さじ3
  └ みそ ……………………………… 小さじ1

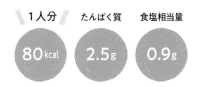

1人分	たんぱく質	食塩相当量
80kcal	2.5g	0.9g

作り方

1 じゃが芋とにんじんは皮をむいてせん切りにし、じゃが芋はさっと洗う。玉ねぎは縦に薄切りにする。

2 なべにだし、1のにんじん、玉ねぎを入れて中火にかけ、ふつふつしてきたら弱火にし、ふたをずらしてのせ、5分ほど煮る。

3 1のじゃが芋を加えて1分ほど煮たらaを混ぜ合わせて加えて調味する。沸騰直前に火を消す。

昼食

肉ワンタンは主菜も副菜も汁物も兼ねるので、
エネルギーアップのために
デザートを組み合わせました。

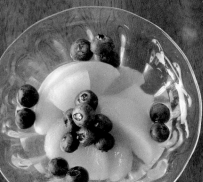

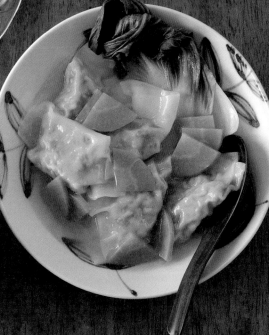

昼食献立分	たんぱく質	食塩相当量
633kcal	10.2g	1.5g

108

[主食] たんぱく質調整ごはん（1/25）180g

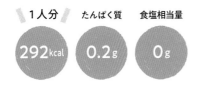

1人分	たんぱく質	食塩相当量
292kcal	0.2g	0g

[主菜&副菜&汁物] 肉ワンタン（65ページ参照）

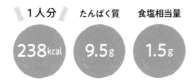

1人分	たんぱく質	食塩相当量
238kcal	9.5g	1.5g

[デザート] フルーツマリネ

材料（1人分）

ブルーベリー……………………………20g
フルーツミックス缶詰め……………80g
缶詰めのシロップ………………大さじ2
レモンの搾り汁………………小さじ1/2

作り方

1 ブルーベリーはさっと洗う。

2 器に全ての材料を合わせる。

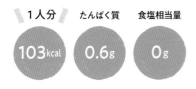

1人分	たんぱく質	食塩相当量
103kcal	0.6g	0g

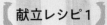

【 献立レシピ1 】

夕食

温野菜はゆでたてを調味料であえると
味がよくしみ込みます。カリウムが気になる人は、
主菜の生野菜を減らすとよいでしょう。

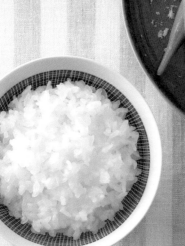

夕食 献立分	たんぱく質	食塩相当量
731kcal	12.5g	1.4g

[主食]

たんぱく質調整ごはん
(1/25) 180g

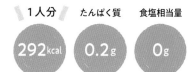

1人分	たんぱく質	食塩相当量
292kcal	0.2g	0g

[主菜]

牛肉入り里芋コロッケ

(70ページ参照)

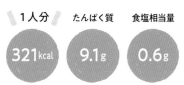

1人分	たんぱく質	食塩相当量
321kcal	9.1g	0.6g

[副菜] 温野菜

材料（1人分）

さやいんげん	3本 (30g)
赤パプリカ	1/4個 (40g)
れんこん	40g
ツナ油漬け缶詰め	10g
a マヨネーズ	小さじ1
オリーブオイル	小さじ1/2
レモンの搾り汁	小さじ1/2
塩	ミニスプーン1/2
こしょう	少量

作り方

1 いんげんはへたを除き、3cm長さに切る。赤パプリカは乱切りにする。れんこんは皮をむき、5mm幅のいちょう切りにする。

2 なべに湯を沸かし、1をいっしょにさっとゆでてざるにあげる。

3 ボールにツナとaを合わせ、2を温かいうちに加えてあえる。

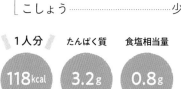

1人分	たんぱく質	食塩相当量
118kcal	3.2g	0.8g

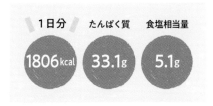

1日分	たんぱく質	食塩相当量
1806kcal	33.1g	5.1g

※3食のうち、1食を普通の精白米ごはん（180g）に変更可能（1日分のたんぱく質37.0g）。

普通の食パンはたんぱく質が多めですが、
その日の昼食や夕食でたんぱく質量を
コントロールできれば、組み合わせ可能です。

朝食

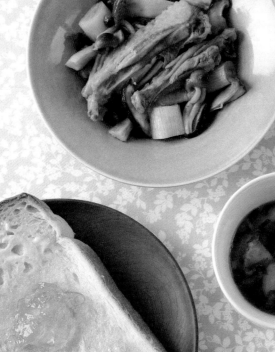

朝食献立分	たんぱく質	食塩相当量
494kcal	15.3g	2.7g

[主食] 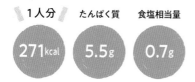 トースト

材料（1人分）

食パン（6枚切り）⋯⋯⋯⋯⋯⋯⋯⋯ 1枚
バター（食塩不使用）⋯⋯⋯⋯⋯⋯ 10g
マーマレード⋯⋯⋯⋯⋯⋯⋯⋯⋯⋯ 20g

作り方

1 食パンはトースターで2～3分焼く。バターを塗り、マーマレードをのせる。

1人分	たんぱく質	食塩相当量
271kcal	5.5g	0.7g

[主菜]

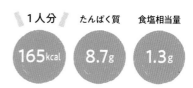

鶏手羽中ときのこの蒸し煮（29ページ参照）

1人分	たんぱく質	食塩相当量
165kcal	8.7g	1.3g

[副菜] 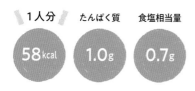 素揚げ野菜入りスープ

材料（1人分）

かぶ⋯⋯⋯⋯⋯⋯⋯⋯⋯⋯ 1/2個（50g）
かぶの葉⋯⋯⋯⋯⋯⋯⋯⋯⋯⋯⋯⋯ 10g
ごぼう⋯⋯⋯⋯⋯⋯⋯⋯⋯⋯⋯⋯⋯ 20g
a ┌ スープのもと（顆粒）⋯ 小さじ1/2
　　│ こしょう⋯⋯⋯⋯⋯⋯⋯⋯⋯ 少量
　　└ 水⋯⋯⋯⋯⋯⋯⋯⋯⋯⋯ 3/4カップ
揚げ油⋯⋯⋯⋯⋯⋯⋯⋯⋯⋯⋯⋯ 適量

作り方

1 かぶは皮をむき、1.5cm幅のいちょう切りにする。かぶの葉はみじん切りにする。ごぼうは皮をこそげてさっと洗い、乱切りにする。

2 フライパンに揚げ油を深さ1cm程度入れて中火で熱し、**1**のかぶとごぼうを素揚げする。

3 なべに**a**を入れて中火にかけ、ふつふつしてきたら**2**の野菜と**1**のかぶの葉を加えて弱めの中火で2分ほど煮る。

1人分	たんぱく質	食塩相当量
58kcal	1.0g	0.7g

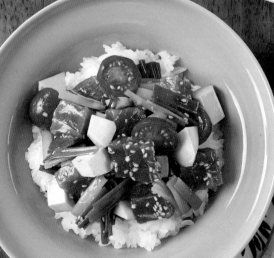

果物を食べるときは、
カリウムが気になる場合は
缶詰めにしましょう。

昼食献立分	たんぱく質	食塩相当量
589kcal	12.3g	1.5g

[主食&主菜] **ポキ丼** (95ページ参照)

1人分	たんぱく質	食塩相当量
425kcal	8.8g	1.0g

[副菜] **ゆでベーコンレタス**

材料（1人分）

レタス	30g
ベーコン（薄切り）	1/2枚（8g）
オリーブ油	小さじ1/2
塩	ミニスプーン1/4

1人分	たんぱく質	食塩相当量
55kcal	1.2g	0.5g

作り方

1 レタスは5cm長さ1cm幅に切る。ベーコンは端から細切りにする。

2 なべに湯を沸かし、1をいっしょにさっとゆでてざるにあげる。

3 あら熱がとれたら水けをきってボールに入れ、オリーブ油であえる。食べる直前に塩をふってあえる。

[デザート] **フルーツヨーグルト**

材料（1人分）

プレーンヨーグルト	50g
フルーツミックス缶詰め	100g

1人分	たんぱく質	食塩相当量
109kcal	2.3g	0.1g

作り方

1 器にヨーグルトを入れ、フルーツミックス缶詰めの汁けをきって盛る。

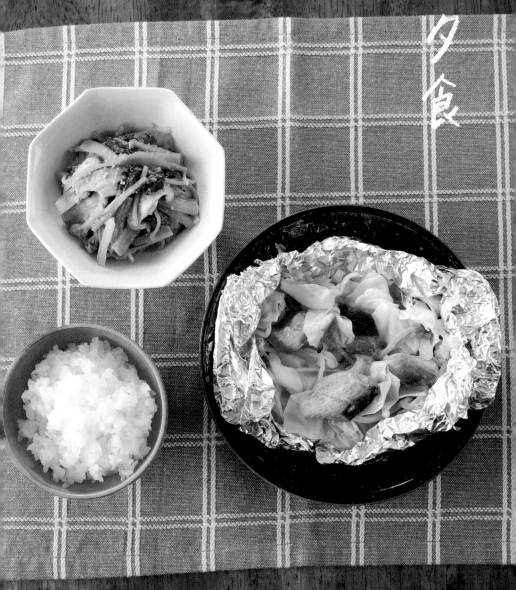

夕食

ホイル焼きを焼いている間に作れる
副菜を組み合わせました。
手早く夕食を作りたいときに
おすすめです。

夕食献立分	たんぱく質	食塩相当量
453kcal	9.7g	1.7g

[主食]

たんぱく質調整ごはん
(1/25) 180g

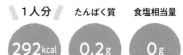

1人分	たんぱく質	食塩相当量
292kcal	0.2g	0g

[主菜]

サケのちゃんちゃん焼き

(90ページ参照)

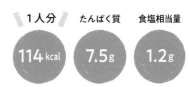

1人分	たんぱく質	食塩相当量
114kcal	7.5g	1.2g

[副菜] 青菜のごまマヨあえ

材料（1人分）

小松菜‥‥‥‥‥‥‥‥‥‥‥‥‥‥‥60g
にんじん‥‥‥‥‥‥‥‥‥‥‥‥‥‥20g
しいたけ‥‥‥‥‥‥‥‥‥‥1枚（20g）
a
└ すり白ごま‥‥‥‥‥‥‥‥小さじ1/2
　 しょうゆ‥‥‥‥‥‥‥‥‥‥小さじ1/2
　 みりん‥‥‥‥‥‥‥‥‥‥‥小さじ1/2
　 マヨネーズ‥‥‥‥‥‥‥‥小さじ1/2

1人分	たんぱく質	食塩相当量
47kcal	2.0g	0.5g

作り方

1 小松菜は根元に十字に切り込みを入れ、3cm長さに切る。にんじんは皮をむいてせん切りにする。しいたけは傘と軸に切り分け、傘は薄切りにして軸は裂く。

2 なべに湯を沸かし、1をいっしょにさっとゆで、ざるにあげて湯をきる。

3 ボールにaを入れて混ぜ合わせ、2を水けを絞って加えてあえる。

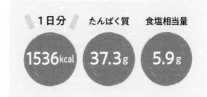

1日分	たんぱく質	食塩相当量
1536kcal	37.3g	5.9g

朝食

朝から火を使わずに作れる献立です。
デザートのかんてんは作り置きして
おくのがおすすめ。

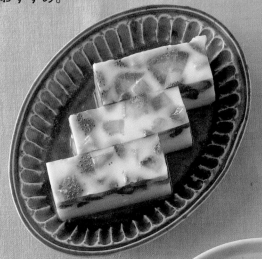

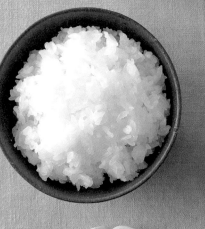

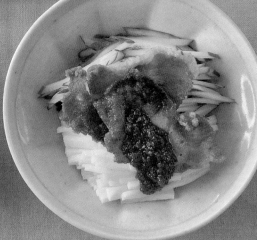

朝食献立分	たんぱく質	食塩相当量
547kcal	11.2g	0.9g

[主食]

たんぱく質調整ごはん
(1/25) 180g

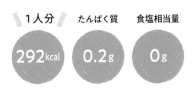

1人分	たんぱく質	食塩相当量
292kcal	0.2g	0g

[主菜&副菜]

豚せんとろろ (44ページ参照)

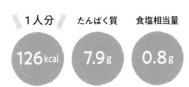

1人分	たんぱく質	食塩相当量
126kcal	7.9g	0.8g

[デザート] いちご牛乳しかんてん

材料
（作りやすい分量[1人分1/4量]）

いちご ………………………………… 10粒(200g)
┌ 粉かんてん ……………………… 1袋(4g)
└ 水 …………………… 1と1/2カップ(300mL)
砂糖 …………………………………… 60g
牛乳 ………………… 1と1/2カップ(300mL)

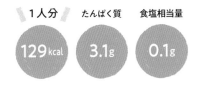

1人分	たんぱく質	食塩相当量
129kcal	3.1g	0.1g

作り方

1 いちごはへたを除き、1cm角に切る。

2 なべに水と粉かんてんを入れて混ぜる。中火にかけ、沸騰したら弱火にし、1分ほどよく煮とかす。

3 砂糖と牛乳を加えてよく混ぜ、火を消す。

4 1のいちごを加え、濡らした流し型に入れる。あら熱がとれたら冷蔵庫に入れ1時間ほど冷やしかためる。

5 1/4量を3等分に切って器に盛る。

昼食

ミートソースが作ってあるから、
あっという間に作れる
ワンプレートランチ。

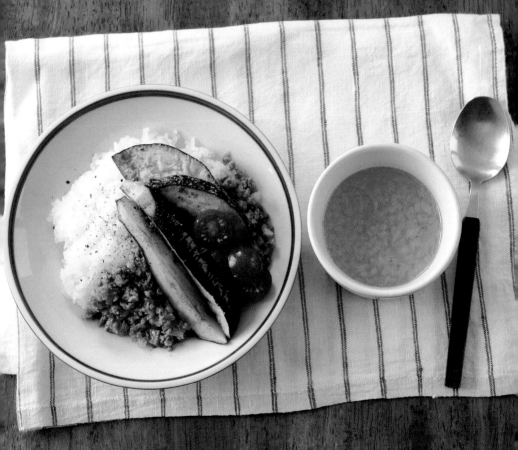

昼食献立分	たんぱく質	食塩相当量
596kcal	8.5g	1.9g

［主食＆主菜］ミートソースライス 夏野菜添え

材料（1人分）

ミートソース（74ページ参照）
　　　　　　　　　　　　　1/4量
塩　　　　　　　ミニスプーン1/2

ガーリックライス
たんぱく質調整ごはん（1/25）
　　　　　　　　　　　　180g
バター（食塩不使用）
　　　　　　　　小さじ1（4g）
にんにく（すりおろし）
　　　　　　　　　　　　小さじ1/4
塩　　　　　　　ミニスプーン1/2
あらびき黒こしょう　　　少量

なす　　　　　　　1/2本（40g）
かぼちゃ　　　　　　　　30g
ミニトマト　　　　　2個（30g）
揚げ油　　　　　　　　　適量

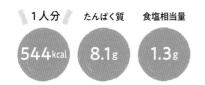

1人分	たんぱく質	食塩相当量
544kcal	8.1g	1.3g

作り方

1 耐熱容器にバター、にんにく、ごはんの順に入れてラップをし、電子レンジ（600W）で2分〜2分30秒ほど加熱する。全体を混ぜて器に盛り、塩とこしょうをふる。

2 なすは縦半分に切る。かぼちゃは7〜8mmの薄切りにする。ミニトマトはへたを除いて半分に切る。

3 フライパンに揚げ油を深さ1cm程度入れて中火で熱し、**2**のなすとかぼちゃを素揚げする。

4 **ミートソース**は耐熱容器に入れ、電子レンジ（600W）で1分温めて塩を加えて混ぜる。

5 器に**1**のガーリックライスを盛り、**4**の**ミートソース**をかけ、**3**の野菜とミニトマトをトッピングする。

［汁物］玉ねぎのコンソメスープ

材料（1人分）

玉ねぎ　　　　　　　　　30g
オリーブ油　　　　　　小さじ1

a
スープのもと（顆粒）　小さじ1/2
こしょう　　　　　　　少量
水　　　　　　　　1/2カップ

1人分	たんぱく質	食塩相当量
52kcal	0.4g	0.6g

作り方

1 玉ねぎはあらいみじん切りにする。

2 なべにオリーブ油を入れて中火にかけ、**1**の玉ねぎを加えていためる。

3 しんなりとなったら**a**を加える。沸騰したら弱火にして1分ほど煮て火を消す。

夕食

抗酸化作用のある
カラフルな野菜たっぷりの
おかずを組み合わせました。
見た目にも食欲がわく献立です。

夕食 献立分	たんぱく質	食塩相当量
473kcal	9.7g	1.9g

[主食]

たんぱく質調整ごはん
（1/25）180g

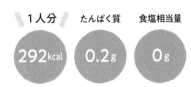

1人分	たんぱく質	食塩相当量
292kcal	0.2g	0g

[主菜]

アジとゴーヤーのいため物
（84ページ参照）

1人分	たんぱく質	食塩相当量
119kcal	7.8g	1.2g

[副菜] 三色ナムル

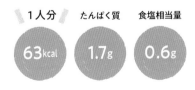

材料（1人分）

にんじん……………………………………30g
大豆もやし…………………………………20g
ほうれん草…………………………………50g

a ┌ ごま油…………………………小さじ1
　│ にんにく（すりおろし）
　│ ………………………………ミニスプーン1
　│ 塩……………………………ミニスプーン1/2
　└ こしょう……………………………少量

作り方

1 にんじんは皮をむき、せん切りにする。大豆もやしはできればひげ根をとる。ほうれん草は3cm長さに切る。

2 なべに湯を沸かし、1をいっしょにさっとゆで、ざるにあげて湯をきる。

3 ボールにaを入れて混ぜ合わせ、2を水けを絞って加えてあえる。

1人分	たんぱく質	食塩相当量
63kcal	1.7g	0.6g

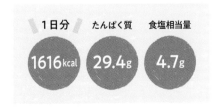

1日分	たんぱく質	食塩相当量
1616kcal	29.4g	4.7g

※3食のうち、2食を普通の精白米ごはん（180g）に変更可能（1日分のたんぱく質37.8g）。

掲載料理索引と栄養価一覧

	ページ	メニュー名	エネルギー kcal	たんぱく質 g	脂質 g	炭水化物 g	食物繊維総量 g	カリウム mg	カルシウム mg	リン mg	鉄 mg	ビタミンK μg	食塩相当量 g
肉													
鶏もも肉	16	【まとめ作り】鶏もも肉のしょうが漬け 全量	292	23.3	19.9	0.4	0	421	7	240	0.9	41	0.3
	16	【まとめ作り】鶏もも肉のしょうが漬け 1/4量	73	5.8	5.0	0.1	0	105	2	60	0.2	10	0.1
	17	鶏肉のから揚げ	122	7.4	6.6	8.5	2.0	488	38	108	0.8	64	0.8
	18	鶏肉と白菜の蒸し煮	251	8.8	17.3	13.8	4.6	691	100	162	1.0	151	1.3
	18	鶏肉のごまみそ焼き	148	7.1	10.4	5.6	1.3	239	33	88	0.7	24	0.5
	20	チキンソテートマトソース煮	183	7.5	9.2	16.5	2.4	488	28	116	0.6	25	1.0
	21	鶏肉とキャベツのいため物	142	7.5	9.3	7.4	2.6	383	56	97	0.6	114	1.3
鶏胸肉	22	【まとめ作り】鶏胸肉のつるんと煮 全量	232	25.6	11.1	4.1	0	417	3	243	0.4	34	0.1
	22	【まとめ作り】鶏胸肉のつるんと煮 1/4量	58	6.4	2.8	1.0	0	104	1	61	0.1	9	0
	23	鶏肉のみぞれあえ	86	7.7	2.5	8.4	3.4	316	51	97	0.5	35	0.9
	24	鶏肉と青梗菜のさっと煮	129	8.4	6.5	9.3	2.3	457	85	126	1.2	75	1.0
	25	チキンとブロッコリーのソテー	119	8.2	5.9	6.2	1.9	302	17	100	0.6	58	1.2
鶏手羽中	26	【まとめ作り】鶏手羽中のサワー煮 全量	330	23.1	21.1	7.1	0.4	387	31	193	0.2	60	0.4
	26	【まとめ作り】鶏手羽中のサワー煮 1/4量	83	5.8	5.3	1.8	0.1	97	8	48	0.2	15	0.1
	27	鶏手羽中と根菜のサワー煮	170	7.9	5.5	22.1	3.8	564	43	118	0.6	20	1.1
	28	フライドチキン	194	7.1	10.7	16.5	1.3	350	13	76	0.6	27	0.7
	29	鶏手羽中ときのこの蒸し煮	165	8.7	9.7	10.9	4.0	427	20	132	0.6	19	1.3
	30	鶏手羽中のポトフ	228	9.0	9.9	26.8	4.9	752	75	129	0.9	92	1.4
	30	グリル焼きチキン	170	8.6	10.5	10.5	3.1	581	67	124	1.2	57	1.0
鶏ささ身	32	【まとめ作り】鶏ささ身フレーク 全量	110	23.0	0.8	0.2	0	420	3	220	0.2	14	0.1
	32	【まとめ作り】鶏ささ身フレーク 1/4量	27	5.8	0.2	0.1	0	105	1	55	0.1	4	0
	33	鶏ささ身ときゅうりの翡翠おろしあえ	70	7.8	1.5	10.0	4.6	582	79	126	0.8	88	1.2
	34	鶏ささ身の彩りクリームシチュー	154	9.7	6.6	14.3	2.3	475	85	149	0.6	81	1.3
	34	ささじゃが	105	8.0	0.3	17.9	2.9	477	54	114	0.8	12	1.0
	36	鶏ささ身とおかひじきのいため物	87	7.4	4.4	5.0	2.8	824	152	101	1.2	322	1.1
	37	鶏ささ身とクレソンのゆずこしょうあえ	140	7.8	11.1	2.9	1.6	270	36	100	0.7	55	0.7
鶏ひき肉	38	【まとめ作り】ふわふわ鶏団子 全量	291	24.6	16.8	4.6	0.1	363	13	158	1.2	36	1.3
	38	【まとめ作り】ふわふわ鶏団子 1/4量	73	6.1	4.2	1.1	0	91	3	39	0.3	9	0.3
	39	サンラータン	178	9.0	8.8	13.2	1.1	285	61	95	0.7	22	1.2
	40	鶏団子入りラタトゥイユ	173	8.9	8.5	15.1	3.8	715	46	126	1.1	45	1.5
	41	鶏団子ときのこのいため物	159	9.8	8.6	12.6	4.5	512	36	149	1.1	33	1.0

●ここに掲載した数値は『日本食品標準成分表2015年版（七訂）』『同追補2016年』『同追補2017年』の数値に基づいて計算したものです。●すべて１人分の栄養価です。●調理法に応じて「ゆで」「焼き」「蒸し」などのデータがあるものはそれを用いて算出し、データがないものは「生」を用いて算出しました。●吸油率や吸塩率は『調理のためのベーシックデータ』を参考にしました。調味料などは、実際に口に入る量を考慮して算出してあります。●漬物（ザーサイやキムチなど）で水にさらしている工程では、『調理のためのベーシックデータ』を参考にして、塩分とナトリウム値を算出していますが、カリウム等は減らしていません。●「－」は未測定という意味です。●栄養価の合計の多少の相違は、端数処理によるものです。

	ページ	メニュー名	エネルギー	たんぱく質	脂質	炭水化物	食物繊維総量	カリウム	カルシウム	リン	鉄	ビタミンK	食塩相当量
			kcal	g	g	g	g	mg	mg	mg	mg	μg	g
豚もも肉	42	【まとめ作り】カリカリ豚せんべい 全量	294	24.6	17.0	7.6	0	423	6	244	0.9	11	0.1
	42	【まとめ作り】カリカリ豚せんべい 1/4量	73	6.2	4.3	1.9	0	106	1	61	0.2	3	0
	43	豚せんべいと揚げ野菜の盛り合わせ	260	8.7	15.4	21.8	5.2	597	36	121	1.3	50	0.5
	44	豚せんとろろ	126	7.9	4.5	13.1	1.2	430	24	94	0.7	20	0.8
	44	豚せんべいと玉ねぎの甘酢あえ	113	6.9	4.4	11.3	1.3	244	18	92	0.5	6	0.6
	46	豚せんべいのおくらなめこあん	114	8.3	4.5	11.5	3.5	382	35	126	0.8	20	0.9
	47	豚せんべいとさや類の煮浸し	114	8.0	4.4	10.1	1.6	298	30	104	0.7	36	1.0
豚ロース肉	48	【まとめ作り】串カツ 全量	477	28.5	24.5	30.0	4.1	665	57	283	1.0	13	0.3
	48	【まとめ作り】串カツ 1/4量	119	7.1	6.1	7.5	1.0	166	14	71	0.3	3	0.1
	49	串カツ	218	8.0	13.5	15.2	3.1	370	44	92	0.7	30	0.5
	50	串カツと白菜のみそ煮	234	9.0	13.8	16.4	3.1	516	68	124	0.8	63	1.5
	50	洋風串カツベリーソースかけ	275	8.6	16.9	20.8	2.9	551	33	116	0.8	21	0.9
	52	串カツ丼	582	13.6	16.9	90.2	5.1	565	92	210	1.5	42	1.6
	53	カツカレー	596	9.6	18.7	96.5	5.6	685	75	171	1.7	35	1.4
豚バラ肉	54	【まとめ作り】ゆで豚しょうが風味 全量	633	23.1	56.7	0.4	0	399	5	209	1.0	10	0.3
	54	【まとめ作り】ゆで豚しょうが風味 1/4量	158	5.8	14.2	0.1	0	100	1	52	0.2	2	0
	55	回鍋肉	258	8.0	18.5	11.8	2.5	372	48	97	0.7	77	0.9
	56	豚バラキムチいため	240	8.9	18.6	8.9	2.7	316	26	107	0.9	121	0.8
	57	肉じゃがいため	258	7.4	18.8	13.8	1.6	392	15	95	0.6	12	0.7
豚肩ロース肉	58	【まとめ作り】豚こしょうそぼろ 全量	405	24.0	30.9	1.0	0	423	7	225	0.9	10	0.1
	58	【まとめ作り】豚こしょうそぼろ 1/4量	101	6.0	7.7	0.2	0	106	2	56	0.2	2	0
	59	豚そぼろとブロッコリーのピリ辛電子レンジいため	168	8.0	12.0	5.8	2.3	277	15	102	0.6	51	0.7
	60	ポークトマト煮	222	8.6	12.1	20.8	3.8	722	41	149	0.9	12	0.9
	61	豚そぼろとまいたけのさっと煮	146	8.8	8.1	9.3	3.4	512	66	124	1.3	127	1.1
豚ひき肉	62	【まとめ作り】豚ひき肉だね 全量	381	25.0	24.1	5.9	0.1	420	10	175	1.4	7	1.3
	62	【まとめ作り】豚ひき肉だね 1/4量	95	6.3	6.0	1.5	0	105	3	44	0.4	2	0.3
	63	豚団子と白菜のはるさめスープ	155	8.1	6.2	16.3	2.9	442	49	115	1.1	61	1.4
	64	ポークバーグ	233	7.7	15.2	11.6	2.2	355	37	81	1.0	25	1.2
	65	肉ワンタン	238	9.5	10.4	23.8	2.1	425	64	90	1.3	56	1.5
	66	一口お好み焼き	190	9.0	10.4	13.2	2.3	446	53	86	1.2	83	1.2
	66	ピーマンの肉詰め	217	8.6	13.5	13.9	2.7	430	23	97	1.2	26	0.4
牛肩ロース肉	68	【まとめ作り】牛肉の野菜マリネ 全量	554	27.3	42.4	11.2	2.6	906	43	286	1.8	22	0.4
	68	【まとめ作り】牛肉の野菜マリネ 1/4量	138	6.8	10.6	2.8	0.6	227	11	72	0.5	5	0.1
	69	ハッシュドビーフ	245	9.8	16.3	15.6	3.3	498	51	133	1.3	10	1.4

	ページ	メニュー名	エネルギー	たんぱく質	脂質	炭水化物	食物繊維総量	カリウム	カルシウム	リン	鉄	ビタミンK	食塩相当量
			kcal	g	g	g	g	mg	mg	mg	mg	μg	g
牛肩ロース肉	70	牛肉とかぶのホイル焼き	197	8.3	14.1	9.3	2.8	547	35	118	0.9	10	1.0
	70	牛肉入り里芋コロッケ	321	9.1	23.0	19.1	3.9	804	54	141	1.6	65	0.6
	72	牛肉と新じゃがの煮物	224	8.8	11.7	18.6	1.8	520	22	121	0.9	13	1.0
	73	いため牛肉のあえサラダ	265	10.0	20.8	10.5	3.6	721	42	136	1.1	34	1.4
牛豚ひき肉	74	【まとめ作り】ミートソース 全量	476	26.6	32.2	17.7	4.0	1099	59	236	3.5	35	0.3
	74	【まとめ作り】ミートソース 1/4量	119	6.6	8.1	4.4	1.0	275	15	59	0.9	9	0.1
	75	キャロットのミートソースいため	189	7.8	12.2	12.2	3.3	545	40	91	1.2	39	1.4
	76	春菊と長ねぎのミートソース風	193	9.9	12.4	11.4	4.7	798	124	133	2.5	218	1.1
	76	サモサ風	346	8.8	24.5	21.2	3.5	511	37	92	1.9	56	1.3
	78	マカロニグラタン	383	12.0	14.5	52.2	3.9	482	111	170	1.4	70	1.5
	79	ガパオ風ライス	475	10.1	12.3	80.9	3.3	516	40	144	1.6	19	1.2
魚													
アジ	82	【まとめ作り】アジフレーク 全量	161	22.4	5.5	0.7	0	407	87	277	0.7	0	0.3
	82	【まとめ作り】アジフレーク 1/4量	40	5.6	1.4	0.2	0	102	22	69	0.2	0	0.1
	83	アジときゅうりのあえ物	85	7.1	3.6	6.0	1.7	340	57	115	0.7	54	0.7
	84	アジとゴーヤーのいため物	119	7.8	5.6	9.7	3.7	580	45	127	0.9	51	1.2
	84	アスパラと竹の子のアジあんかけ	93	8.7	3.6	6.9	3.0	520	53	133	1.0	21	1.0
	86	アジのスティック春巻き	241	8.3	15.1	16.2	2.0	277	49	102	0.6	45	0.6
	87	アジの中国風サラダ	138	7.6	8.1	7.9	1.5	215	53	105	0.7	15	0.5
サケ	88	【まとめ作り】サケのみりん漬け 全量	152	22.6	4.1	3.1	0	362	15	245	0.6	1	0.3
	88	【まとめ作り】サケのみりん漬け 1/4量	38	5.6	1.0	0.8	0	91	4	61	0.1	0	0.1
	89	焼きザケ 焼き野菜添え	100	6.6	5.1	6.6	1.0	276	14	92	0.4	17	0.7
	90	サケのちゃんちゃん焼き	114	7.5	4.7	10.1	2.5	362	54	103	0.6	67	1.2
	91	サケとほうれん草のソテー	93	7.5	4.7	5.1	2.3	391	44	95	0.7	180	0.7
	92	サケの竜田揚げ	128	6.7	5.5	12.6	3.0	385	36	100	0.6	13	0.8
	92	サケの南蛮漬け	120	7.1	5.2	10.6	1.5	303	35	109	0.6	50	1.1
マグロ	94	【まとめ作り】漬けマグロ全量	131	26.2	0.5	3.1	0	500	7	294	2.2	0	0.1
	94	【まとめ作り】漬けマグロ1/4量	33	6.5	0.1	0.8	0	125	2	73	0.6	0	0.1
	95	ポキ丼	425	8.8	9.0	78.2	3.3	520	51	148	1.3	26	0.5
	96	漬けマグロのソテー	87	7.8	4.2	5.3	1.8	301	6	118	1.1	11	0.5
	97	マグロと小松菜のペペロン風	91	7.8	4.3	5.3	1.8	516	108	111	2.4	129	0.6
	98	マグロフライ	130	7.9	5.5	11.9	1.5	446	39	105	1.2	47	0.6
	98	マグロバーグ	139	9.7	6.0	10.8	2.2	264	22	136	1.3	7	1.1
メカジキ	100	【まとめ作り】メカジキのハーブマリネ 全量	233	23.3	13.2	1.5	0.3	555	8	318	0.7	11	0.2
	100	【まとめ作り】メカジキのハーブマリネ 1/4量	58	5.8	3.3	0.4	0.1	139	2	80	0.2	3	0.1
	101	メカジキのハーブフライ	135	7.3	8.7	6.6	1.2	335	41	110	0.7	48	0.5
	102	メカジキのシチュー	169	9.7	9.6	11.3	2.6	458	83	183	0.6	49	1.2
	103	メカジキのトマトグラタン	196	8.5	11.8	15.6	3.7	622	28	160	0.8	28	1.2
	104	メカジキのソテー	137	6.9	9.4	4.8	1.8	316	86	111	1.1	64	0.9
	104	メカジキときのこのカレーいため	132	9.5	8.1	8.7	5.6	655	43	187	1.6	146	1.3

	ページ	メニュー名	エネルギー kcal	たんぱく質 g	脂質 g	炭水化物 g	食物繊維総量 g	カリウム mg	カルシウム mg	リン mg	鉄 mg	ビタミンK μg	食塩相当量 g
献立レシピ1													
朝食	106	たんぱく質調整ごはん (1/25)	292	0.2	0.7	71.1	0.7	0	9	27	—	—	0
	33	鶏ささ身ときゅうりの翡翠おろしあえ	70	7.8	0.5	10.0	4.6	582	79	126	0.8	88	1.2
	106	しゃきしゃきじゃが芋のみそ汁	80	2.5	0.5	16.9	1.3	257	16	50	0.4	2	0.9
		朝食合計	442	10.4	1.6	97.9	6.5	839	104	204	1.3	90	2.2
昼食	108	たんぱく質調整ごはん (1/25)	292	0.2	0.7	71.1	0.7	0	9	27	—	—	0
	65	肉ワンタン	238	9.5	10.4	23.8	2.1	425	64	90	1.3	56	1.5
	108	フルーツマリネ	103	0.6	0.1	25.3	1.4	120	7	11	0.3	0	0
		昼食合計	633	10.2	11.3	120.1	4.2	546	80	128	1.6	56	1.5
夕食	110	たんぱく質調整ごはん (1/25)	292	0.2	0.7	71.1	0.7	0	9	27	—	—	0
	70	牛肉入り里芋コロッケ	321	9.1	23.0	19.1	3.9	804	54	141	1.6	65	0.6
	110	温野菜	118	3.2	7.4	10.7	2.2	274	27	67	0.6	27	0.8
		夕食合計	731	12.5	31.1	100.9	6.8	1079	90	235	2.2	92	1.4
		一日合計	1806	33.1	44.0	318.9	17.5	2464	274	567	5.1	238	5.1
献立レシピ2													
朝食	112	トースト	271	5.5	10.8	37.5	1.6	65	19	44	0.4	2	0.7
	29	鶏手羽中ときのこの蒸し煮	165	8.7	9.7	10.9	4.0	427	20	132	0.6	19	1.3
	112	素揚げ野菜入りスープ	58	1.0	3.2	6.5	2.1	225	47	30	0.5	39	0.7
		朝食合計	494	15.3	23.8	54.9	7.7	717	86	206	1.4	61	2.7
昼食	114/95	ポキ丼	425	8.8	9.0	78.2	3.3	520	51	148	1.3	26	1.0
	114	ゆでベーコンレタス	55	1.2	5.2	0.9	0.3	77	6	25	0.1	10	0.5
	114	フルーツヨーグルト	109	2.3	1.6	21.4	0.8	178	66	58	0.3	1	0.1
		昼食合計	589	12.3	15.8	100.4	4.5	775	123	231	1.8	36	1.5
夕食	116	たんぱく質調整ごはん (1/25)	292	0.2	0.7	71.1	0.7	0	9	27	—	—	0
	90	サケのちゃんちゃん焼き	114	7.5	4.7	10.1	2.5	362	54	103	0.6	67	1.2
	116	青菜のごまマヨあえ	47	2.0	2.2	6.1	2.9	176	98	54	1.4	175	0.5
		夕食合計	453	9.7	7.6	87.3	6.1	539	160	185	1.9	242	1.7
		一日合計	1536	37.3	47.2	242.6	18.3	2031	369	622	5.1	339	5.9
献立レシピ3													
朝食	118	たんぱく質調整ごはん (1/25)	292	0.2	0.7	71.1	0.7	0	9	27	—	—	0
	44	豚せんとろろ	126	7.9	4.5	13.1	1.2	430	24	94	0.7	20	0.8
	118	いちご牛乳かんてん	129	3.1	3.0	23.7	1.5	204	96	89	0.2	2	0.1
		朝食合計	547	11.2	8.2	107.9	3.4	635	129	210	0.9	22	0.9
昼食	120	ミートソースライス 夏野菜添え	544	8.1	19.3	84.3	3.8	550	39	119	1.3	33	1.3
	120	玉ねぎのコンソメスープ	52	0.4	4.1	3.3	0.5	48	7	11	0.1	2	0.6
		昼食合計	596	8.5	23.4	87.6	4.3	598	46	130	1.4	35	1.9
夕食	122	たんぱく質調整ごはん (1/25)	292	0.2	0.7	71.1	0.7	0	9	27	—	—	0
	84	アジとゴーヤーのいため物	119	7.8	5.6	9.7	3.7	580	45	127	0.9	51	1.2
	122	三色ナムル	63	1.7	4.5	4.4	2.4	250	36	31	0.5	125	0.6
		夕食合計	473	9.7	10.8	85.2	6.9	830	90	185	1.4	177	1.9
		一日合計	1616	29.4	42.4	280.7	14.6	2063	265	525	3.7	234	4.7

女子栄養大学栄養クリニック

1968年に創立された、女子栄養大学に併設するクリニック。医師の管理のもと、管理栄養士と料理研究家が、常に最新の知見にもとづく栄養指導を研究・実践している。これまでに3000人以上の、生活習慣病の予防・改善や、ダイエット指導などを行なっている。所長は女子栄養大学大学院田中明教授（医学博士）。主任は女子栄養大学蒲池桂子教授（管理栄養士）。

みないきぬこ

料理研究家。1978年生まれ。女子栄養大学卒業後、料理研究家の枝元なほみ氏のアシスタント7年半の期間を経て、独立。雑誌、テレビ、ケータリングなどで活動するほか、母校では非常勤講師として講義も行っている。シンプルながら素材の組み合わせに定評がある。著書『2品おかずで塩分一日6g生活』(女子栄養大学出版部)、『はじめてのストウブ 素材別シンプルおいしいレシピ』(池田書店)、『冷たい麺の本』(エイ出版社) など。

撮影／田口周平
スタイリング／八木佳奈
デザイン／中山詳子、渡部敦人（松本中山事務所）
栄養価計算・栄養データ作成／八田真奈（女子栄養大学栄養クリニック）
校正／くすのき舎
撮影協力／UTUWA（☎03-6447-0070）

作りおきシリーズ 食事療法
まとめて仕込んで簡単に！
腎臓病 低たんぱく質の肉魚おかず

2020年9月20日　初版第1刷発行
2022年7月25日　初版第2刷発行

監修／女子栄養大学栄養クリニック
料理／みないきぬこ
発行者／香川明夫
発行所／女子栄養大学出版部
〒170-8481　東京都豊島区駒込3−24−3
電話　03-3918-5411（販売）
　　　03-3918-5301（編集）
ホームページ　https://eiyo21.com/
振替　00160-3-84647
印刷・製本所　凸版印刷株式会社

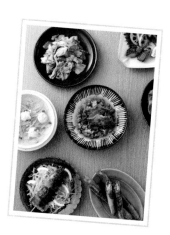